普及版

年をとっても ちぢまない まがらない

医療ジャーナリスト
船瀬俊介

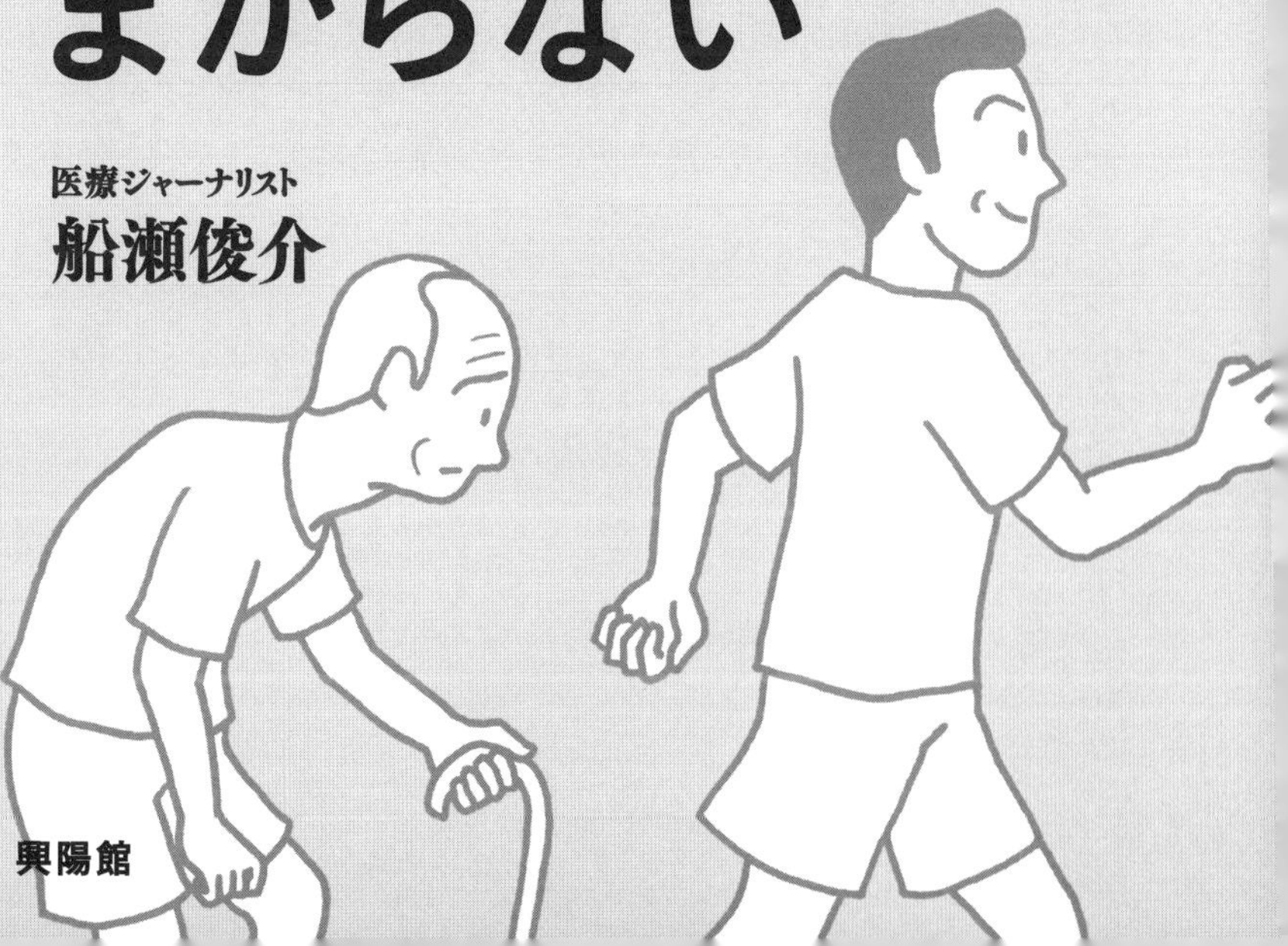

興陽館

まえがき

年とると、なぜ、ちぢむ？ なぜ、まがる？

――原因は「骨力」の低下、「前かがみ」の姿勢です

◉人生残り一〇年寝たきりに!?

いまや人生一〇〇年時代――。
すでに、日本人の一〇〇才以上は約七万人もいます。
ところが、そのほとんどが寝たきり、要介護なのです。
日本の寝たきり老人は、ヨーロッパの八倍、アメリカの五倍もいます。
まさに、日本は世界一の〝寝たきり大国〟です。
さらに、長生きしても、きちんと自立しているお年寄りもあまりに少ない。
人に頼らないと生きていけない。それを「要介護」といいます。
逆に、自分でなにもかもこなして生きる。それが「健康寿命」です。
そして、日本人の「健康寿命」は「平均寿命」より、男性で九年、女性で一二年も短い

のです。

政府は、日本は長寿国家と胸をはります。

しかし、人生の残り約一〇年は、要介護……。人の手を借りないと生きられない。

こんな、心細いことはありません。こんな悔しいことはありません。

悪くすれば、老後一〇年寝たきりということすら、ありえます。

◉楽あれば、苦あり、苦あれば、楽あり

なぜ、要介護になるのでしょう？

それは、体力がおとろえたからです。知力がおとろえたからです。

体力のおとろえは筋力のおとろえが原因です。知力のおとろえは脳力のおとろえが原因です。

英語で〝ユーズ・オア・ルーズ〟（Use or Lose）という諺《ことわざ》があります。

――使わなければおとろえる――

これは、生命すべてに通じる真理です。

体も使わない部分は、退化します。脳も使わなければ、退化します。

それを、医学用語で「廃用性萎縮」といいます。これは、むつかしい言葉ですね。

昔から「楽あれば、苦あり」といいます。それが、この真理を表しているのです。

逆に「苦あれば、楽あり」。それは、人生の真理でもあります。

「楽は苦のタネ、楽は苦のタネ……」。

わたしが子どものころ、祖母の口ぐせでした。

一介の農婦にすぎなかった祖母が、人生の智慧を体得していたのです。

◉ちぢむ、まがる、いつのまにか骨折

「年をとっても、ちぢまない。まがらない」

それも、同じことです。年をとって、背がちぢむ。腰がまがる。

その原因は「骨力」の低下、「前かがみ」の姿勢です。

お年寄りに、ひさしぶりに会っておどろくことがあります。

それは、ひとまわり、ふたまわりも〝ちぢんで〟いることです。

げんに、老化で五〜八センチくらい身長は〝ちぢむ〟そうです。

そんな老後は、いやでしょう。若い頃の身長のまま年を重ねたい。

若い姿勢のまま美しく老いたい。だれでも、そう思うはずです。

でも……。まわりのお年寄りは、みな背がちぢんで、腰や背中がまがっています。

ズバリ、原因は「骨力」の低下です。脊骨がスカスカになっている。だから、体重に負けてクシャンとちぢむ。これを圧迫骨折といいます。

まったく痛みも感じない。だから、別名〝いつのまにか骨折〟……。

前かがみのクセがあるお年寄りは、さらに、腰まがりになります。

やはり、背骨の前方が圧迫骨折して、まがったまま固まってしまったのです。

◉「筋力」イコール「骨力」

このように原因は、じつにシンプルです。

だから、「ちぢみ」「まがり」を防ぐこともカンタンです。

「骨力」を鍛えればいいのです。そのためには「筋力」を鍛えます。

体の骨格のまわりには筋肉がびっしり付いています。筋肉がちぢむ。すると骨に負荷がかかります。この外圧に応えて骨密度が増していきます。

だから、「筋力」イコール「骨力」なのです。

つまり、「筋トレ」イコール「骨トレ」になります。

もう「ちぢまない」「まがらない」方法は、おわかりですね。

まず、背骨のまわりの筋肉を鍛える！

具体的には背筋、胸筋、腹筋、腰筋……などです。

専門的には、これらを体幹筋といいます。つまり、背骨、肋骨、大腿骨まわりの筋肉を引き締める。それが、脊椎骨などの骨密度を上げます。

もはや、脊椎は「圧迫骨折」とは無縁です。

さらに、いつも姿勢を正す。あごを引き、胸をはる。

すると、背筋も伸び、若々しく人生を送れます。

もはや、腰まがり、背まがりとも無縁です。

体幹筋を鍛えると、さらに嬉しいオマケがあります。

それは、腰痛、ヒザ痛と無縁の人生が送れるようになるのです。

そして、「脊柱管狭窄症《せきちゅうかんきょうさくしょう》」すら改善します。これらの原因も「筋力」の退化なのです。

筋肉は老化しません。退化するのみです。だから、鍛え続けられる。

そうすれば一〇〇才超えても、若々しい肉体を保つことは可能なのです。

まさに、「筋肉は裏切らない」「貯金より、貯筋を――!」

第一章

「筋力」がおとろえると「骨力」がおとろえる

骨はスカスカ圧迫骨折、背がちぢみ、腰がまがる

第二章

背ちぢみ、腰まがり……筋トレでシャキッと防ぐ

だれでもできる「筋肉」強化で「骨力」アップ

第三章

ライザップもジムもいらない「静的筋トレ」

一日五秒、力を込めるアイソメトリックス

第四章

筋肉から奇跡の〝若返りホルモン〟

還暦から本気で筋トレ、一〇〇才が見えてくる

第五章

筋トレでガン、糖尿病、心臓病、認知症も防げる

クスリを飲むな、病院に行くな、筋肉を動かせ！

第六章

なぜ、日本の寝たきり老人は欧米の五〜八倍か？

アメリカに一〇〇才超えが日本の三倍もいるわけ

第七章

「ヒザ痛」「腰痛」「脊柱管狭窄症」は筋トレで改善

恐ろしいクスリ、手術より、整骨、筋トレを！

第八章

「筋トレ」「長息」「笑い」「少食」「菜食」

最新科学も証明した驚異の「ヨガ秘法」

第一章

「筋力」がおとろえると
「骨力」がおとろえる

骨はスカスカ圧迫骨折、
背がちぢみ、腰がまがる

01

使えば強くなる
使わねば弱くなる

〝Use or Lose〟（使わなければ、おとろえる）

◉使わなければおとろえる生命の原理

英語に〝Use or Lose〟という格言があります。

文字通り「使わなければ、おとろえる」。

これは、生命の本質をいいあらわす言葉です。生理学用語で「廃用性萎縮《はいようせいいしゅく》」という概念があります。読んで字のごとく「用いなければ、萎縮する」という意味です。まさに、英語の警句と同じ真理を、いましめているのです。

生命とは、つねに、環境に順応する存在です。その環境適応の過程で、必要なものは発達させ、不要なものは、衰退させます。

だから、体の機能でも「使わないもの」を、生命は「不要なもの」と判断するのです。

だから、使わない生理機能は、自然におとろえていきます。これは、ある意味で、恐ろしい生理システムです。「動かさない」「使わない」と、体は自動的に〝不要〟と判断して、衰退させ、消滅させていくのです。

◉長期入院で手足は鳥ガラ状態になる

この本でとりあげる筋肉などは、その典型です。

もしも、あなたが入院経験があるなら、その〝恐ろしさ〟の一端を体感したはずです。

病院のベッドで寝たきりのままでいると、みるみる「筋力」がおとろえていきます。

手足があれよ、あれよ、というまもないほど、細く、鳥ガラのようになっていきます。

その筋肉のおとろえぶりは、恐ろしいほどです。

あのビートたけしさんが、かつてバイクの転倒事故で重傷を負い、長らく入院していたことがあります。その闘病記を読むと、ベッドから降りて数十歩も歩けなくなった……と、その体力のおとろえに驚愕しているくだりがあります。

◉一〇日入院で一〇年分老ける恐怖！

筋肉低下がはなはだしいのが老人の入院です。

ある専門医によると、七〇才をすぎて入院すると、一日一年の割合で老化が進むそうです。だから、一〇日、ベッドで寝たきりだと八〇才、二〇日だと九〇才の体力になってしまうのです。これも、筋肉を使わないことによる「廃用性萎縮」の恐怖です。

筋肉のおとろえの恐ろしい側面は、あらゆる生理機能をも、おとろえさせてしまうことです。

人間も動物の一種です。「動物」とは、文字通り「動く」「物」です。

動いていることで、生命活動を営んでいるのです。

「寝たきり」の病人や老人は、それは、もはや「動く」「物」ではありません。「動かない物」としての存在です。自然の摂理に反した存在なのです。すると、恐ろしいことが起こってきます。生命の根本原理「廃用性萎縮」の法則が、全身のあらゆる生理機能に働き始めるのです。手足の筋肉のおとろえは、その始まりにすぎません。

次に、「骨力」がみるみるおとろえていきます。それに並行して、胃や腸の消化機能、心臓などの循環機能、肺などの呼吸機能、肝臓腎臓などの解毒排毒機能もおとろえていきます。

◉運動不足は、緩慢なる自殺である

わたしの尊敬するヨガの沖正弘導師は、こう喝破しています。

「運動不足は、緩慢なる自殺である」

まさに、至言というべきです。さらに、沖先生はこう諭しています。

「指一本でも動かせるなら、全身全霊で動かせ。すると、全身の筋肉、機能がそれに連動して、動き始める」。「廃用性萎縮」の原理に対抗するには、「有用性発達」しかありません。全霊を込めて動かす機能は、まさに「有用性」そのものです。すると全身機能が「萎縮」から「発達」にシフトし、活性化してくるのです。

02

楽あれば苦あり
苦あれば楽あり

安楽の先に苦しみがあり、苦しみの先に安楽がある

◉楽ばかりすると後で苦労します

楽あれば、苦あり。苦あれば、楽あり……。

これは、日本に古くから伝わる戒めの諺です。その意味は「安楽の先に苦しみがあり、苦しみの先に安楽がある」という逆説的な教訓です。

〝Use or Lose〟と同じ生命の真理をうがつ言葉です。

わかりやすくいえば「楽ばかりしていると、後で苦労するぞ」という生活哲学でもあります。逆に苦しいこと、辛いことを、先にやっておけば、後が楽になる……。

よく、「若い頃の苦労は、買ってでもやれ」といいます。

これも、真理をうがった人生訓ですね。

若い頃にいろんな苦労を体験していると、年をとってからの後半生は、辛いことがあっても、耐えて、幸せに、ゆったり、生きることができるのです。逆に、若い頃に甘やかされて育つと、後半生どころか、人生そのものを破綻にみちびきかねません。

◉体や精神も甘やかすとダメになる

「売り家と　唐様《からよう》で書く　三代目」

この川柳《せんりゅう》は、一代で財をなした金持ちの三代目は、まったくの苦労知らずで育ったため本業を忘れ、芸事に凝り、身代をつぶしてしまう……という教訓を、皮肉を込めて詠んだものです。このように人生訓も、健康訓も、結論は同じです。

体や精神も甘やかされて育つと、みずからを滅ぼしてしまう。

逆に、体も心も、鍛えるほどに強くなります。

古来から「健全な精神は、健全な体に宿る」といわれます。これは「心身の鍛練をつねに怠るな」という戒めなのです。

◉文明の利器であぁ……「楽あれば苦あり」

つまり、体と心に、楽をさせてはいけない……これが、理想の人生の在り方です。

ところが、近代から現代に至る文明は、それとは真逆です。

文明の利器は、体を安楽にさせ、頭脳を怠慢にさせてきました。自分の体を動かさずとも、文明の利器が代りにやってくれる。頭脳を使わずとも、情報の機器がそれを処理してくれる。なんとも、安泰、楽チンです。しかし、この文明の恩恵にどっぷり浸かった暮らしは、まさに「楽あれば苦あり」の生き方そのものではないでしょうか。

・車に乗ってばかりいると、みる間に足腰がおとろえます。

・家電に頼ってばかりだと、みる間に体力がおとろえます。

・テレビばかり見ていると、みる間に頭脳がおとろえます。
・加工食ばかり食べてると、みる間に胃腸がおとろえます。
・飽食、美食ばかりだと、みる間に、体質がおとろえます。

◉「筋力」不足で「ヒザ痛」「腰痛」に

本書で取り上げる「背ちぢみ」「猫背」「腰まがり」も、けっきょくはこれら文明生活の結果なのです。安逸な飽食生活で「筋力」がおとろえ、「骨力」が低下し、「骨密度」が減り、スカスカの「骨粗鬆」になり、「圧迫骨折」で背がちぢみ、「いつのまにか骨折」で背や腰がまがったのです。現在、中高年から老年の方に、「ヒザの痛み」「腰の痛み」さらには「脊柱管狭窄症《せきちゅうかんきょうさくしょう》」を訴える人が爆発的に増えています。これらは、昔の日本人には、なかった病気です。昔の日本人と、今の日本人のちがいはなんでしょう。

それは、まさに運動量と食事量の決定的な差です。昔は、農作業から家事まで、一日中、体をこまめに動かし、さらに自然な粗食で生活していました。ところが、現代人は、ほとんど体を動かさないで飽食美食の日々です。こうして運動不足と栄養過剰による筋肉のおとろえが「ヒザ痛」「腰痛」から「脊柱管狭窄症」まで発症させているのです。まさに「楽あれば苦あり」です。徹底した食養と筋トレなしで根治はありえません。

03

「筋力」が弱ると「骨力」が弱る！

骨密度がスカスカになり、圧迫骨折が始まる

◉筋肉が強いと骨力も強まる……

人体は、骨格と筋肉、それと臓器でできています。

前者は二つ合わせて骨格筋といいます。骨格の周囲は筋肉が何層にも覆《おお》っています。

筋肉は腱によって骨格と強く結びついています。腱のほとんどは骨の関節周囲に集中しています。そして、筋肉の収縮・伸展作用により骨格は自在に動き、人間は随意に行動できるのです。

古来から筋骨隆々という言葉があります。文字通り、筋肉が骨の周囲に隆々と盛り上がっているさまをいいます。その筋肉は強く収縮するほど、強く骨格に負荷をかけます。

すると、「筋力」に比例して「骨力」も強くなります。筋肉は鍛練すればするほど、太く発達します。ボディビルで鍛えたムキムキの筋肉マンを見れば、それは一目瞭然です。

◉人体は約六年周期で入れ替わる

これにたいして、骨は二倍鍛えれば二倍太くなる……ということはありません。

しかし、その変化は、骨密度に現れます。

人体は、つねに新陳代謝しています。具体的には、どういう現象でしょう。それは、体細胞がつねに刻々と生まれ変わっている……ということなのです。わかりやすくいえば、古い細胞が死んで、新しい細胞が生まれている。それにしたがい、細胞を構成する素材（元素）も新陳代謝されているのです。つまり、人体を構成する約七〇兆個の細胞も、日々刻々と生まれ変わっており、約六年周期ですべての元素が入れ替わる、ともいわれています。

つまり、数年後には、見かけが同じでも、〝別人〟ということになる……!?

俗に、男は八年、女は七年で体質が変わる……といわれます。

しかし、これはあくまで単純計算での話です。理想的な新陳代謝が行われたときに限って、理想的な体質改善が行われるのです。

◉サイクルは筋肉約二か月、骨三～五年

後述のように代謝サイクルは、筋肉は約二か月、骨は三～五年です。

ただし、筋肉も、骨も、元どおりに代謝再生されるわけではありません。

「廃用性萎縮」の原則を思い出してください。使わない筋肉も骨も、代謝再生の過程で、〝使っていない〟なら、もはや「廃用」と見なされ「萎縮」して再生されます。

つまり、筋トレしない筋肉は「細く、弱く」再生されます。そして、筋トレなしなら、骨格への負荷も弱いので、骨も「廃用」とみなされ「萎縮」して再生されるのです。

具体的には、カルシウムなどの成分が脱落した骨密度スカスカの骨に再生されます。

◉「骨密度」測定は超音波がおすすめです

骨密度（骨粗鬆症）を測る装置もあります。それが「脊椎X線像撮影」です。あお向けに寝るか立って撮影（発ガン性X線被ばくするためおすすめできない）（図A）。

＊判定法：「椎体」（背骨）の圧迫骨折の判定法も、三通りあります（図C）。

⑴腹側がへこむ、⑵真ん中がへこむ、⑶上下より薄くなっている。いずれも、背骨が骨粗鬆症で骨密度が低下していることに変わりはありません。

①超音波測定：かかとの骨を超音波で測る。X線不使用なので妊婦でも安心です。

②RA法（MD法）：アルミ板と手のひらをレントゲン撮影し、画像の濃淡で骨密度を測定します。X線被ばくが少ないので、こちらがおすすめです。

③DXA法：骨粗鬆症の診断には、医者は必ず骨密度測定を行います。「骨粗鬆症」の度合い、「骨折」リスクを計るためです。よく行われるのが「二重X線吸収法」（DXA法）です（図B）。骨に二種類のX線を当てて、骨を通過できなかったX線量から、骨密度を測定する方法です。

④QJT法：CT装置で海綿骨、皮質骨と構造別に骨密度を測定。X線が過剰で危険です。医師は骨密度測定に熱心ですが原因の筋トレ不足に触れないのは不自然ですね。

（図A）

骨密度はこれで測る！

脊椎X線像撮影

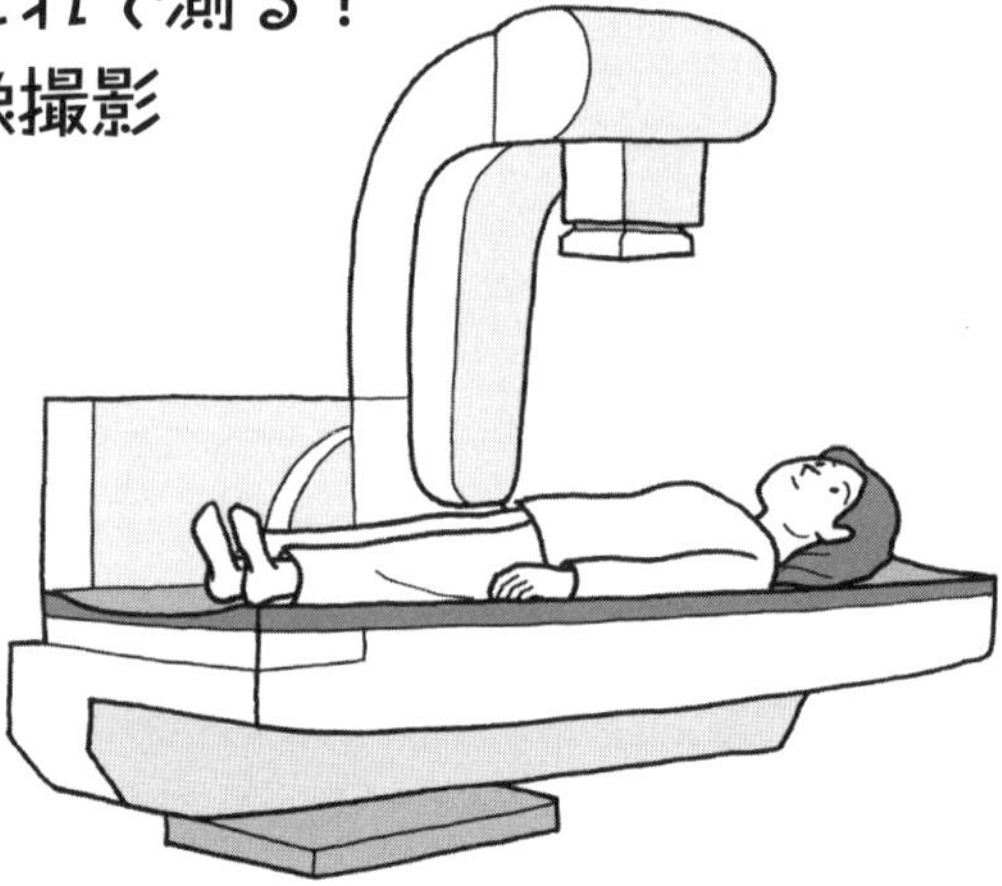

（図B）

骨粗鬆症の診断にはこれ！

二重X線吸収法（DXA法）

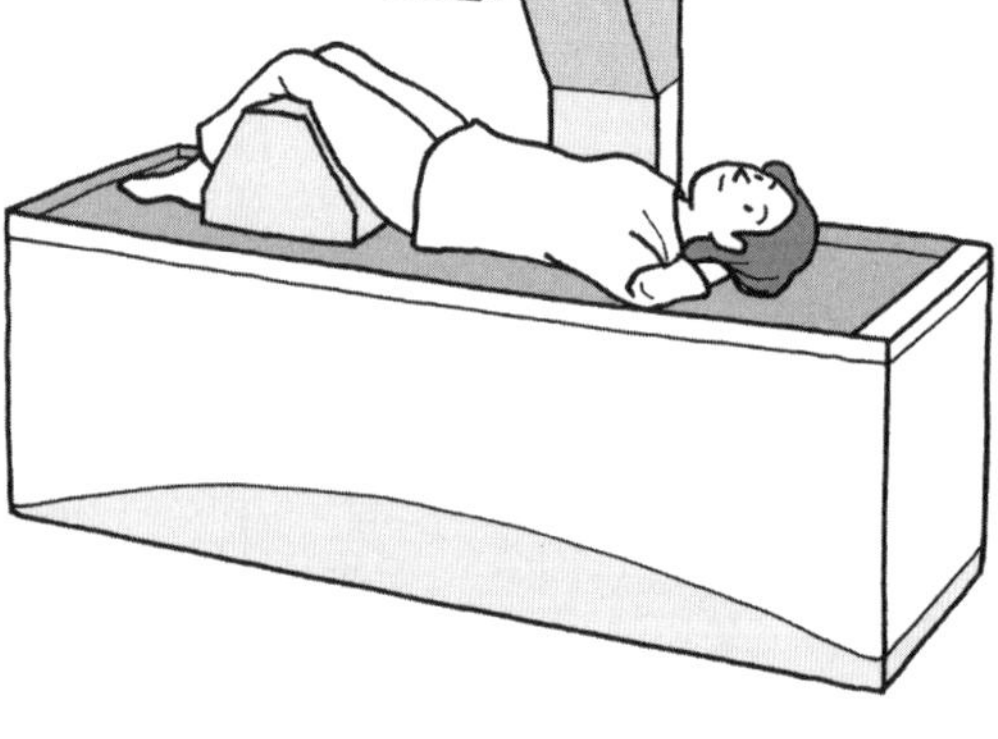

（図C）
椎体（背骨）圧迫骨折の判定

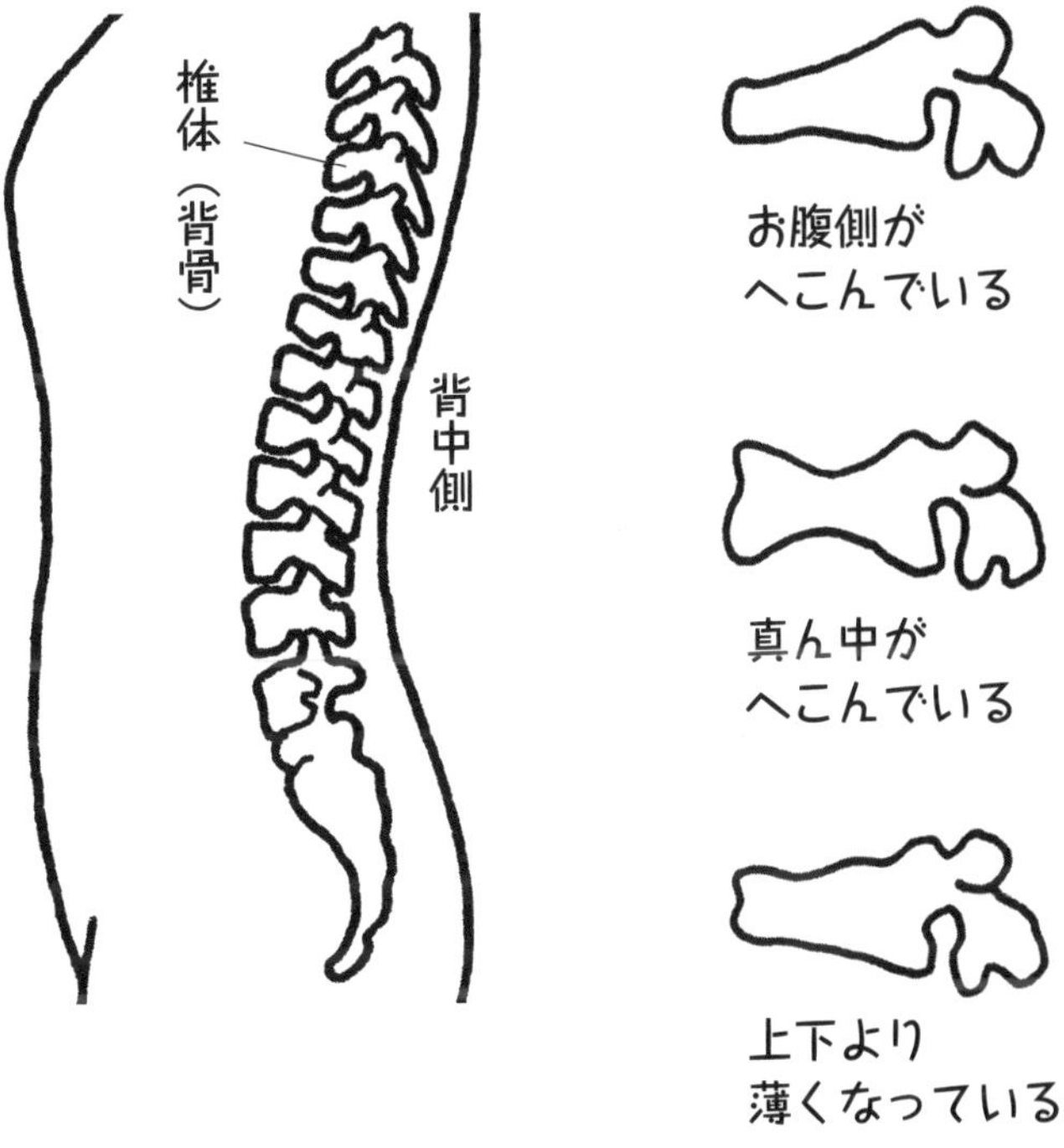

いずれも背骨が
骨粗鬆症で**骨密度**が低下している

04

人体は代謝サイクルで入れ替わる

筋肉はわずか二か月、骨格は三~五年で変わります

◉生活を変えれば体質も変わる

一説によれば、体は一日に一兆個の細胞を入れ替えているそうです。人間の体は、新陳代謝サイクルで、日々刻々生まれ変わっています。過去のあなたと、現在のあなたは、ちがうのです。これが、体質改善の原理です。つまり、過去と「まったく異なった食生活」に変えれば、「まったく異なった体質」の体になることも可能です。現在の難病は、生活習慣病といわれます。それは、生活習慣によって固定した体質から、発症しているのです。だから、食生活など体内に入る〝素材〟を一八〇度変えれば、体質を一八〇度変えることも可能です。

ただし、食生活だけのインプットを変えるだけでは不十分です。筋トレなどの筋肉運動、瞑想などの精神安定、長息などの呼吸改善……など、肉体、精神の改善をともなわないと、理想の体質改善には、結びつきません。

◉代謝サイクルが速いほど治りも早い

各臓器にも、各々、入れ替わりの代謝期間があります。それを、細胞の代謝サイクルといいます。臓器ごとに異なります。以下を体質改善の目安としてください。

①**筋肉**：約二か月で、筋肉細胞は生まれ変わります。だから、いくら鍛えた筋肉でも、

怠ければ最長二か月で、元の木阿弥となるわけです。これは、骨格にもいえます。筋骨はつねに鍛え続けないと、みる間におとろえていくのです。

②**骨格**：代謝サイクルは約三〜五年です。ちなみに、骨折して、元どおりに再生する期間は、約三か月です。これも、断食などを行うと急速に回復、再生することが確認されています。骨の細胞にも、古くなった骨細胞を溶かしてなくす「破骨《はこつ》細胞」と、新しい骨を生成する「骨芽《こつが》細胞」の二種類があります。

③**血球**：約四か月で、新しい血球細胞に生まれ変わります。たとえば、赤血球の寿命は約一二〇日（四か月）です。食べた物が体になるので、体質改善には、最低四か月は必要でしょう。

④**肝臓**：サイクルは、約二か月です。つまり二か月で肝臓は、古いものと新しいものが交替している計算になります。

⑤**胃**：代謝サイクルは約五日と、驚くほど短い。肝臓とくらべれば、代謝の速さは凄い。つまり、それだけ胃粘膜などの治癒が早いということです。水疱、ただれなど胃粘膜の異常を異形上皮《いけいじょうひ》といいます。欧米では、これはまったく問題外なのに、日本では〝初

期胃ガン〟にでっちあげ、全摘手術など強行する、まさに凶行が横行しています。五日の代謝サイクルなら、アッというまに消え失せる〝異常〟です。

⑥**小腸**：こちらは代謝サイクル二日と、胃よりも速い。つまり腸の軽い異常など、このスピードで治ってしまう。医者やＣＭに踊らされ胃腸薬を飲むなど愚の骨頂です。

◉筋トレの「骨力」強化を推進せよ

骨折は三か月で完治します。つまり、筋トレによる「骨力」強化は、三か月で効果が現れる、ということです。骨密度スカスカの骨粗鬆症も、筋トレにより、改善していきます。骨粗鬆症も筋トレを継続すれば、骨格がすべて入れ替わる約三～五年で、完治していることでしょう。医学文献のどれを見ても、骨粗鬆症による圧迫骨折には触れていても、その予防法と改善法である「筋トレ」にはまったく触れていません。じつに不可解で、不自然です。

他方で、対症療法にすぎない手術を盛んにすすめています。たとえば、「脊椎圧迫骨折」についても手術を実施するのみ。同様に「脊椎圧迫骨折」から生じる「椎間板ヘルニア」手術が盛んに行われています。これらは、クリニックの稼ぎ頭なのです。いずれも、脊髄神経が通っている脊椎骨をいじるので、失敗したときがじつに怖い。それより、安全確実でかんたんな筋トレ法を広くすすめるべきです。

05

現代人に急増！ロコモ症候群

原因はズバリ、筋トレ・運動不足だ

◉ヒザが痛い、腰が痛い、歩けない

筋肉や骨は、年とともにおとろえる。だれでも、そう信じ込んでいます。医者も、そういいます。統計グラフなどでも、そうしめしています。だから、「年をとったら、体力がなくなる」と、みんなあきらめているのです。

あなたは、通称〝ロコモ〟をご存じでしょうか？

正確には〝ロコモティブ・シンドローム〟（運動器症候群）という医学用語です。

それは、「筋肉、骨、関節、軟骨、椎間板などの運動器に障害が出て、歩行や生活になんらかの障害が出る」症候群のことをさします。

つまりは「ヒザの痛み」「腰の痛み」さらには「脊柱管狭窄症」などの深刻な悩み……。

この〝ロコモ症候群〟は二〇〇七年に、日本整形外科学会で提唱され、医学用語として定着しています。

◉三人に一人が〝ロコモ〟で悩む!?

〝ロコモ〟は、最初は「ヒザ痛」「腰痛」などからあらわれます。

テレビの通販CMからも、「ヒザが痛い」「腰が痛い」と悩んでいる高齢者がじつに多い。

ヒザパットや腰痛ベルトなどが飛ぶように売れています。〝ロコモ〟に悩む人が急増しているからです。それをほっておくと、「骨粗鬆症」になります。それから「変形関節症」「変形性脊椎症」いわゆる「腰まがり」など深刻な症状に悪化していきます。

その変化は――

①健康状態→②運動不足→③腰痛・ヒザ痛→④運動機能低下→⑤症状重篤化→⑥骨粗鬆症→⑦変形関節症（圧迫骨折）→⑧変形性脊椎症（背まがり）→⑨要支援・介護状態……となります（グラフD）。

日本は、高齢化社会に向かっています。それと並行して、〝ロコモ〟も激増しています。ある調査によれば、〝ロコモ〟人口は、予備軍も含めると約四七〇〇万人という。なんと日本人の三人に一人が〝ロコモ〟に見舞われるリスクがあるのです。

◉要介護の老後はツマラナイ

最近、「平均寿命」にたいして「健康寿命」という言葉が使われます。人の世話になることを要支援・要介護といいます。「健康寿命」とは「健康上問題なく、他人の世話なしで日常生活が送れる」期間のことです。「平均寿命」から「健康寿命」を引くと、それが「介護寿命」となります。日本人の「介護寿命」は、男性九年、女性は一二年です。

なんと、日本人の寿命が伸びたといわれても、最後の一〇年前後は、要介護の人生なのです。他人の手をわずらわせる老後は、申しわけないし、ツマラナイ。最後のそのときまで、独立独歩で、闊達《かったつ》に生きていきたいものです。

●加齢で筋肉、骨量も減っていく？

（グラフE）は、加齢による筋肉の低下をしめしています。男性は二〇才、女性は三〇才をピークに、筋肉量が減少していることがわかります。そして、六〇代から七〇代にかけて、さらに低下していきます。

（写真F）は、二〇代と八〇代の女性の筋肉量（太腿筋肉）を比較したものです。明らかに、筋肉量が三分の二ほどに減っていきます。

（グラフG）は、女性の加齢による骨量の変化です。最大骨量は二〇才から四〇代までがピークです。

ところが四〇代後半の閉経をさかいに、骨量が急激に減少していきます。そして、六〇代になると、ピーク時の半分以下に減少していきます。骨密度は七〇％を下回り、骨折を起こしやすい状態に突入します。これらのグラフを見ると「だれでも年をとると筋肉や骨は弱くなる」とあきらめてしまうでしょう。しかし、それはあやまりです。

高齢者の筋量、骨量低下の最大原因は、運動不足つまり筋トレ不足なのです。

●グラフD

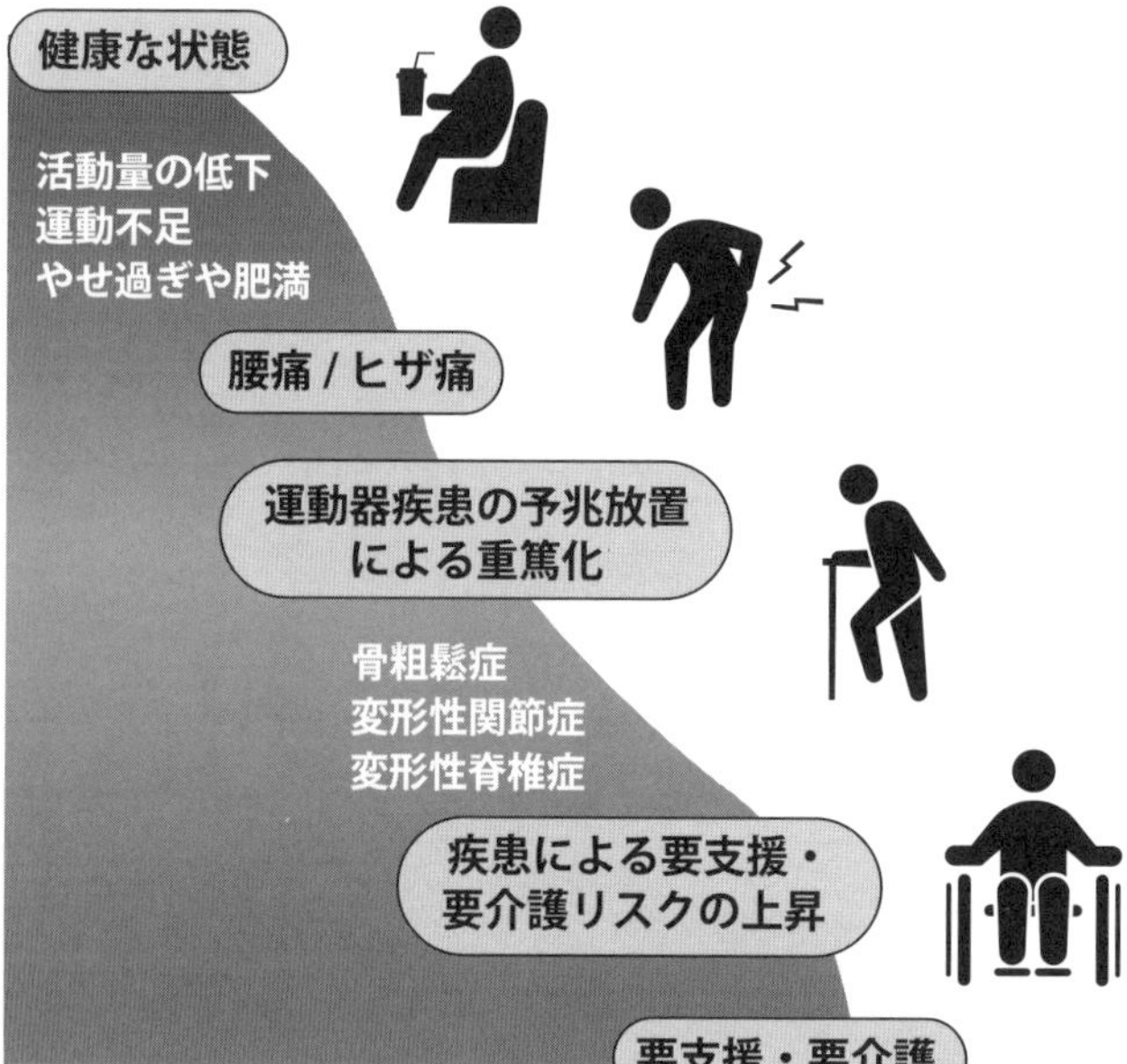
健康な状態
活動量の低下
運動不足
やせ過ぎや肥満
腰痛 / ヒザ痛
運動器疾患の予兆放置
による重篤化
骨粗鬆症
変形性関節症
変形性脊椎症
疾患による要支援・
要介護リスクの上昇
要支援・要介護

●グラフE　加齢による筋肉の低下

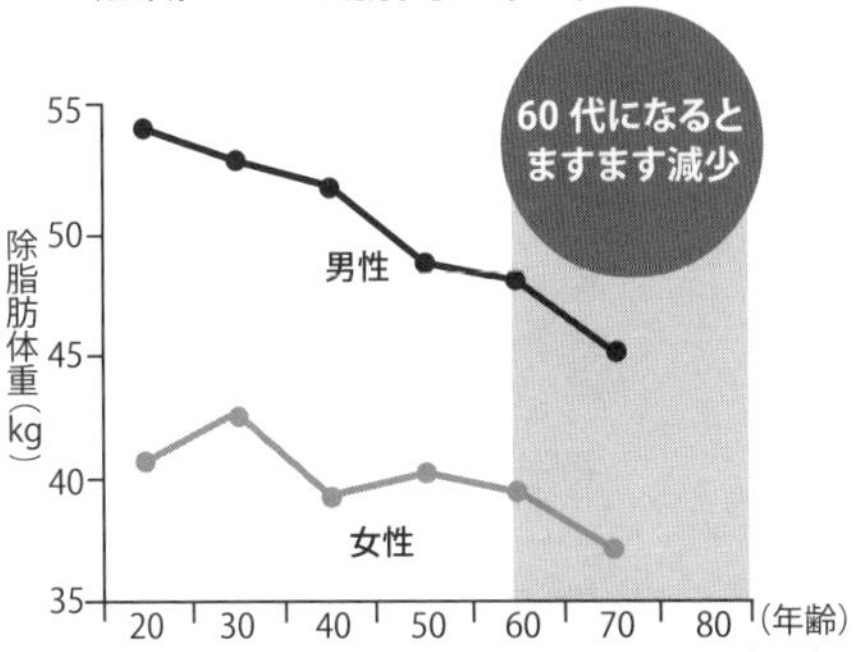

ajinomoto-kenko.com

●写真F　二〇代と八〇代の筋肉量の変化

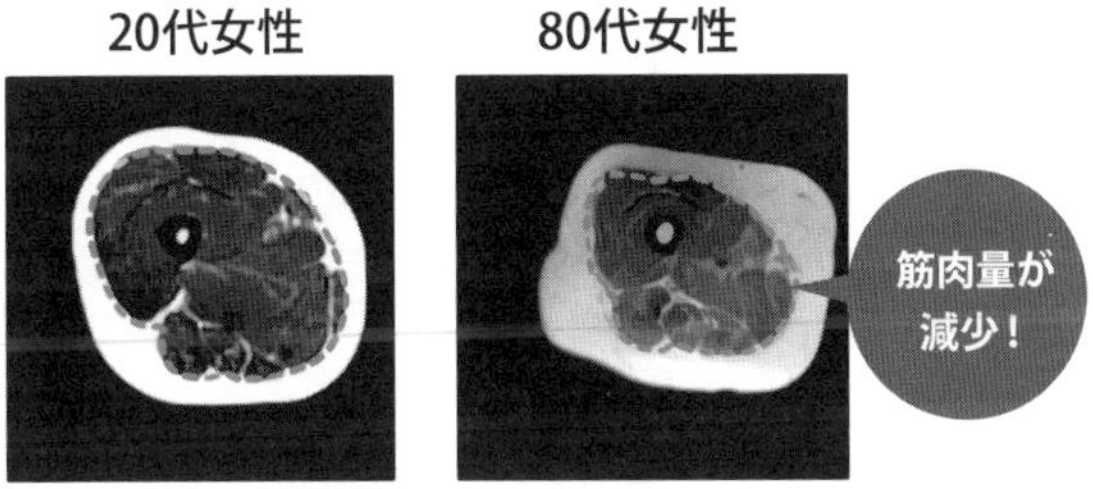

立命館大学スポーツ研究所

●グラフG　女性の加齢による骨量の変化

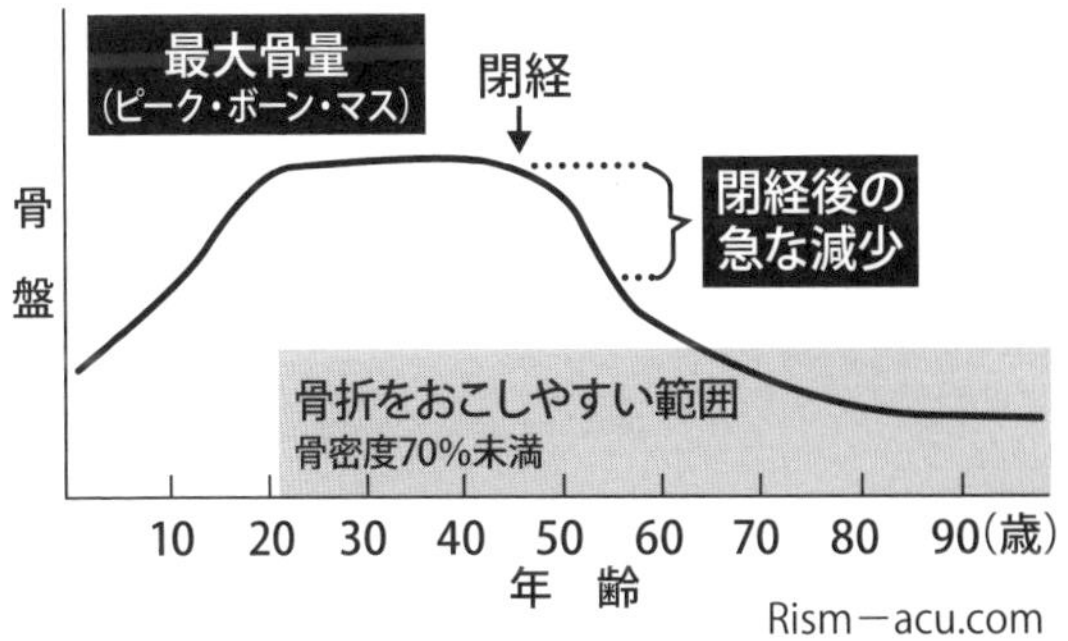

Rism－acu.com

06

筋トレでヒザ痛、腰痛みごとに改善

背筋もシャキッ！　一〇〇才超えもあたりまえ

◉すべての悩みは筋トレが改善

高齢化による要介護老人の激増は、まさに国家的問題となっています。

厚労省も「健康づくりのための身体活動指針」(アクティブガイド)を作成・公表するなど〝ロコモ〟予防に躍起になっています。その最大のポイントは、ズバリ「筋力アップ」なのです。その四大メリットは、(1)バランスの改善、(2)骨粗鬆症などの予防、(3)ヒザ痛の予防・改善、(4)腰痛の予防・改善……です。

ここでいう「バランスの改善」とは「猫背・腰まがりなどの改善」という意味です。

◉栄養補助より、まず筋肉強化

「加齢による筋肉や骨量の減少を防ぐ!」とさまざまなサプリメントCMが盛んです。

そんな広告を見ると、栄養補助で筋肉・骨量の増加がはかれそうに思えます。

ですが……アメリカで高齢者(七〇～七九才)二〇六六人を対象にした研究では、日本人のたんぱく摂取量に近いグループでも、筋肉量は減少しています。つまり、高齢者は食生活で、たんぱく質を多くとっても、筋肉量は減っていくのです。

だから、サプリメントをとるだけでは、まったくダメです。では、高齢者の筋肉量を増やす方法は、ないのでしょうか? あります! それが、日々の筋トレなのです。

筋力アップの四大メリット

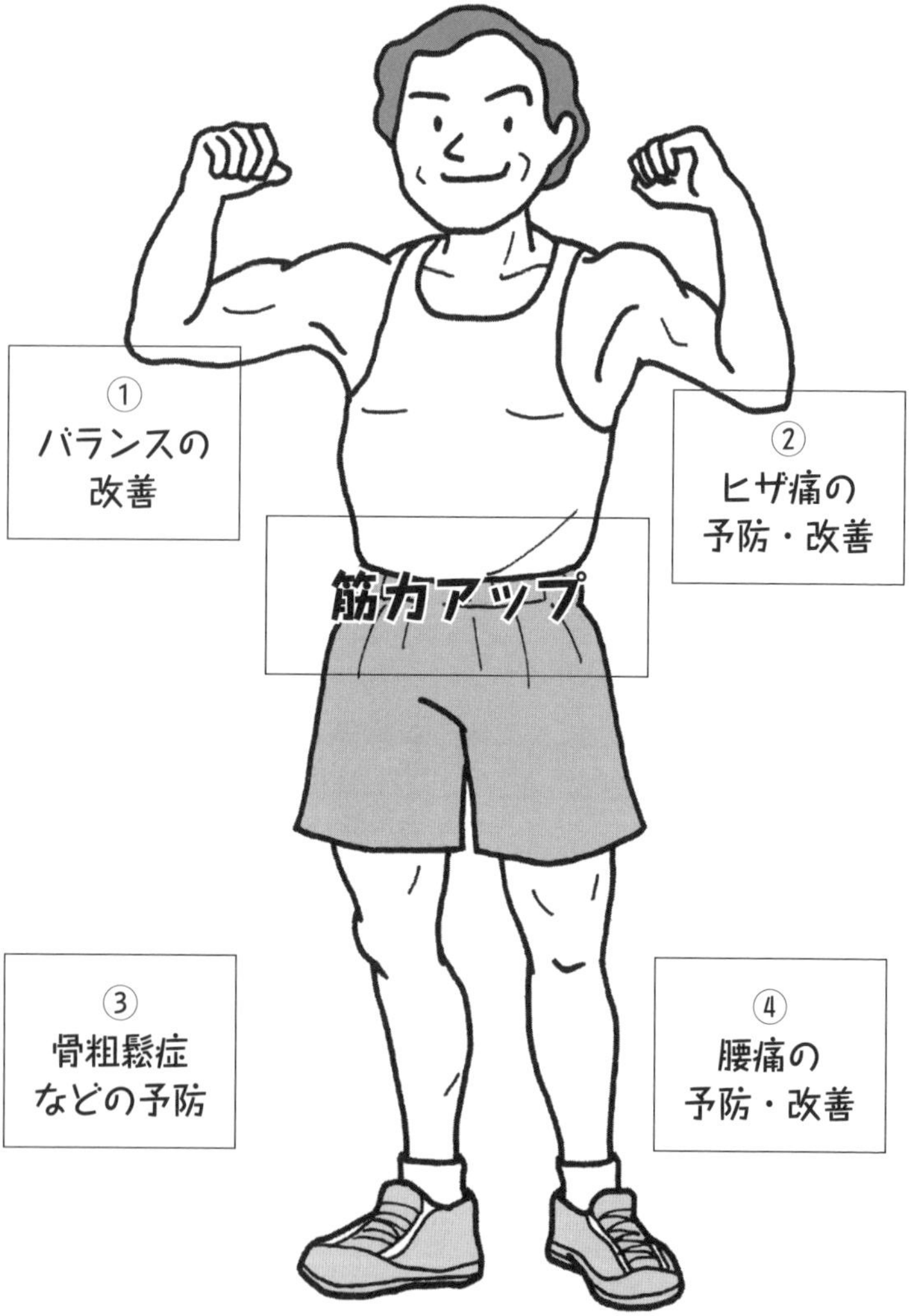

◉筋肉は年をとっても成長し続ける

「筋肉のおとろえを、年齢のせいにするのは、まちがいである」

これが、運動生理学が到達した結論です。なるほど、（グラフE）は年をとるほど筋肉はおとろえています。それは、統計の平均値にすぎません。その第一の原因は、加齢ではありません。年をとるとともに運動しなくなるからです。筋肉を使わなくなる。つまり、高齢者の筋肉のおとろえの最大原因は、加齢ではなく、怠惰です。

「怠ければ、おとろえる」――「廃用性萎縮」の原則を思い出してください。

最近の研究では、「筋肉は年をとっても成長し続ける」ことが証明されています。

◉一〇〇才でも筋力、骨力アップ！

九〇才、一〇〇才を超えても、筋肉は鍛えることは可能です。

たとえば世界のボディビル大会を見ると、世間でいう高齢者が、鍛え上げられた見事な筋肉美を誇らしげに披露しています。それは、一〇〇才を超えても可能です。つまり、筋肉は何才になっても、鍛えられるのです。

「筋力」が付けば、「骨力」も付く。それも、証明されています。

そして、「骨力」が付けば骨密度が上がる。骨粗鬆症が防げる。すると、高齢者の悩みの「背のちぢみ」「ヒザ痛」「腰痛」「猫背」「腰まがり」、すべてが防げるのです。

◉還暦すぎたら本気で筋トレ

なるほど、二〇才と一〇〇才をくらべれば、筋肉や骨格を作る生理機能は、若い人が優れているのはとうぜんです。なら、なおさら高齢になるほど筋トレは必要です。

本書のキャッチフレーズは―還暦すぎたら本気で筋トレ！―です。

わたしは現在六九才ですが、力コブから始める静的筋トレは、毎日欠かしません。わたしの体を見れば、とても六〇代後半には、見えないはずです。

よく、若い頃の運動自慢をする高齢者がいます。「学生時代は、ボート部でならしたもんだ」とか「柔道×段で、全国大会で優勝したヨ」なんて自慢話は、通用しません。昔は昔、今は今！

あなたの若さを保つのは現在の筋肉量です。筋肉量が増えるほど、骨量が増えます。骨量が増えるほどヒザ痛、腰痛も消えていきます。患者が激増している「脊柱管狭窄症」ですら専門家は「筋トレで完治する」と断言します。不足しているのは筋トレと知識です。

筋肉量のおとろえは、即、生命力のおとろえなのです。

筋肉量の強化は、即、生命力の強化なのです。

第二章

背ちぢみ、腰まがり……
筋トレでシャキッと防ぐ

だれでもできる
「筋肉」強化で「骨力」アップ

07

年をとると背がちぢむのはなぜ？

「椎間板」の水分減、「椎骨」の圧迫骨折

◉自分と同じ背丈だった父が……

「昔は、自分と同じほどの身長だった父が、いつのまにか自分より小さくなってしまった……」。ホロ苦い感覚にとらわれた方も多いはずです。

――戯れに　母を背負いて　その余り　軽きに泣きて　三歩歩まず――

これは、歌人、石川啄木の歌です。「人間の身長は、成長期を終えて伸びるのがほぼ止まった後、中年期以降くらいになると、加齢にともなって少しずつ、ちぢんでゆく傾向があります。個人差がありますが、数センチていどの範囲で、ちぢむ場合が多いようです」（『ヤフー知恵袋』）

加齢で背がちぢむ原因は、背骨の圧迫骨折です。

つまり、背骨がちぢむから、身長もちぢむのです。その原因が骨密度低下による〝いつのまにか骨折〟です。骨密度低下は、「筋力」のおとろえが原因であることは、すでに述べました。

◉軟骨「椎間板」の水分減少

「背がちぢむ」原因は二つあります。一つは「椎間板」の水分減少です。

この「椎間板」とは、背骨を構成する「椎骨」の間に存在する円盤状の軟骨です。

いわゆる背骨は、約三〇個の「椎骨」が連なってできています。その背骨が自在に曲がるのは、各「椎骨」の間に、柔らかい軟骨の「椎間板」がクッションとして存在するからです。ちなみに、よく聞く言葉に「椎間板ヘルニア」があります。「ヘルニア」とは、「体内の臓器などが、ほんらいあるべき部位から脱出した状態」をいいます。つまり「椎間板ヘルニア」とは、「椎間板」の一部が、なんらかの理由で「椎骨」から突出した状態です。そのはみ出した部分が「椎骨」にはさまれるわけで、これは痛い！

軟骨の「椎間板」が柔らかいのは、水分を多く含んでいるからです。その含有量は赤ちゃんで八八％、二〇代後半から減り始め、高齢者は七〇％前後になっています。

加齢で水分が減った分だけ、椎間板は体重に負けてちぢみます。

これが、加齢で背が縮む、一つの原因です。

◉前かがみ姿勢で背骨が圧迫骨折

二つ目の原因が、すでに述べた骨密度低下（骨粗鬆症）による圧迫骨折です。

背骨の各「椎骨」がスカスカになり、体重に負けて、つぶれて、〝いつのまにか骨折〟する。

この圧迫骨折は、身長のちぢみのほか、背まがり、腰まがりの大きな原因となります。

お年寄りは、一時的には背中を丸めているほうが楽なので、ついつい前かがみになりがちです。ところが、これがクセづくと恐ろしい。その前かがみの姿勢のまま椎骨の前方に圧迫骨折が起き、背や腰の曲がりが固定化されてしまう。こうなると背骨の矯正手術以外で、姿勢をまっすぐにもどすことは、ほとんど不可能です。

◉「骨芽細胞」で「骨形成」を加速

骨も日々刻々と新陳代謝している……と述べました。

新しい骨を作る「骨形成」は「骨芽細胞」が行います。古い骨を壊す「骨吸収」は「破骨細胞」が担当します。このように、骨はつねに破壊と再生を繰り返しているのです。その「破壊」「再生」のバランスを決定づけるのは「廃用性萎縮」の原理です。

骨粗鬆症は「骨吸収」が「骨形成」の速度を上回ったために起こるのです。「吸収」と「形成」のバランスを壊した原因が、運動不足です。運動つまり筋トレしなければ、生体は、「骨の強度は不要」……と判断して、「骨吸収」が加速し骨粗鬆症となるのです。

その二つの細胞のメカニズムは次のとおり。血液中の「破骨細胞」が骨にくっつき、酸や酵素を出して骨を溶かします。その後、「骨芽細胞」がくっついてコラーゲンの芯を作り、そこにカルシウムが沈着して骨を再生させます。筋トレで「骨力」を高めると「骨芽細胞」の骨形成が優位になり強い骨が再生されます。

08

日本人よ胸をはれ！

姿勢が悪いゾ、「猫背」が多い

◉九割が姿勢が悪い、六割が「猫背」

日本人の姿勢は、もともと悪すぎます。一般的に前かがみすぎます。成人男女五〇〇人（二〇～五九才）を対象にした、姿勢にたいするアンケート調査があります（エバニュー実施）。その結果、八八・二％が自分自身「姿勢が悪い」と自覚しています。具体的にもっとも回答の多かったのが「猫背」で五七・八％。女性の「猫背」回答でもっとも多かったのが二〇代、六四・六％でした。四〇代、五五・八％と年齢を重ねるにつれ、その割合は減少しています。「若い女性に『猫化現象』が進んでいる」のです。

ちなみに二〇代男性も六二・八％。現代人の「猫化」は男女変わらないようです。続いて「歪んでいる」が一七・四％、その他「悪い姿勢」が九・五％、「反り気味」が四・八％……。まず、背筋を伸ばし、胸をはる。筋肉に力を入れる。すべてはそこからです。

◉正しい姿勢は「疲れる」が八割強

さらに「猫背」を自覚している人（二九八人）のうち、六二・四％は「キレイで正しい姿勢を維持できる時間」は「三分以下」と答えています。つまり「猫背」の人は、正しい姿勢を保つのはムリとあきらめているのです。

「キレイで正しい姿勢」を維持するときの「疲労度」についての質問です。「猫背」の人の二四・二％が「とても疲れやすい」、五八・七％が「疲れやすい」とネを上げています。つまり「猫背」の人の八二・九％が「正しい姿勢」は疲れる……とギブアップ。

「姿勢の悪さ」を自覚している八八・二％にたいして、姿勢は「キレイ」と答えた人は、わずか四・八％。二〇人に一人以下です。つまり、一九人（約九五％）は、どこか「姿勢」が悪い。悪い姿勢の原因は「筋力」のおとろえです。筋肉が弱いので「猫背」が楽なのです。

◉スマホ、ＰＣが加速する「猫背化」現象

街に出て、雑踏を歩いてみると、ほんとうに日本人の姿勢は悪い。全体に前かがみです。つまり、背中が丸い「猫背」モードの人が多いのです。疲れたとき「アゴを出す」といいます。文字通り、アゴが前に出て背中が丸くなります。日本人に「猫背」が多い、ということは、元気のない疲れた人が多い、ということです。

日本人の「猫背化」加速の意外な要因の一つがスマホです。ある調査では、「スマホ利用時間」が「一～二時間」では「以前より猫背になった」との回答は五六・〇％なのに、「二～三時間」では六六・一％と増えています。

もう一つ、「猫背化」を加速するのがパソコンです。現代人の仕事の大半は、パソコン画面で処理しています。つまり、一日中パソコン画面を見ている。どうしても、前かがみ

になります。そして、オフのときはスマホを片手にすごす。

これでは、背中が丸くなるのもあたりまえ。

◉最後は寝たきり要介護老人になる……

そんな若い人たちの老後が、今から心配です。彼らは、ほぼ全員が、のちにヒザ痛、腰痛に悩まされ、背中まがり、腰まがり老人になり、手押し車に頼り、最後は要介護老人でベッドに寝たきりになる……。想像するとお先真っ暗。文字通り目の前が暗くなります。

それは、全身の筋肉が弱っている証しなのです。「筋力」のおとろえは「骨力」のおとろえとなります。それは骨密度低下から骨粗鬆症に至り、「ヒザ痛」「腰痛」から「脊柱管狭窄症」へ悪化し、背骨の圧迫骨折から「脊椎変形症」という〝腰まがり〟の悲劇をもたらします。そして要介護の老人として車椅子へ……。そして、最後は寝たきりのベッドでうめきながら死を迎える……。そんな死に方、あなたもイヤでしょう。医療費、介護費も天文学的に膨れ上がり、だれも幸せな老後を楽しめない。これは、根本的になにかがまちがっています。

結論をいえば、日本人が日ごろ、筋トレをしていない、それがすべての遠因なのです。

09

「腰まがり」は見ためも辛いが

本人は痛み、胸焼け、短命で悲しすぎる

◉圧迫骨折で「後彎」が固定化

背まがりは、俗に「猫背」と呼ばれます。腰まがりは、医学的には「後彎症《こうわんしょう》」です。背骨（脊柱）は、上から⑴**頸椎**、⑵**胸椎**、⑶**腰椎**の三つに分類されます。

正常な背骨は、ゆるやかなS字カーブを描いています。

いっぽう、「後彎症」（腰曲がり）の背骨は大きく前に曲がっています。

原因は、「筋力」のおとろえからくる「骨力」と「骨密度」の低下です。個々の脊椎骨の前部が、圧迫骨折したからです。「筋力」の弱った体は、前かがみがいちばん楽です。そのため、脊椎骨の前部分が圧迫で〝いつのまにか骨折〟して「後彎症」が固定化してしまったのです。

◉いろんな痛みが襲いかかる

これだけ異様に腰が曲がってしまう。すると、見かけだけでは、すみません。杖や手押し車なしでは、動けない。それも、大変です。しかし、なお大変なのは「痛み」です。まず、背骨が変形しているため、背骨周囲から辛い痛みが襲ってきます。変形している椎骨、椎間板から、さらに背骨の関節や周囲の筋肉から、さまざまな痛みが発生して、老人をさいなみます。さらに、椎間板ヘルニアのような神経痛がおそいます。それは、足にまで痛みが走ります。
「脊椎変形で、まがりが大きい人は、より痛みが強い傾向にあり、時に激烈な痛みを訴えることもあります」「長い時間、同じ姿勢でいることに耐えられない、という訴えが多く聞かれます」「背骨の変形で、特定筋肉に負担がかかり、その部分が疲れて筋肉痛になるのです」（自治医科大学　竹下克志教授　ｓｅｋｉｔｕｉｓｙｕｊｕｔｕ．ｃｏｍ）
同教授は、脊椎関連医療のスペシャリストです。

●「逆流性食道炎」「寝たきり」「短命」

腰まがりの苦労は、それだけではありません。

「女性は、立って食事を作ることが辛くて、ヒジをついて調理をするために、ヒジにタコができる方もいるほどです」「横になれば痛みがなくなる人も多いのですが、人間らしい生活をしようと思うと、痛くてできない」「まがりが強いと、顔が下を向いた姿勢になるので、前が見づらいか、外見が気になるという方もいます」（同教授）。その難儀な生活ぶりは、想像するだけで、胸が痛みます。しかし、苦しみは、さらに続く。腰が異様にまがると内臓障害が起こってきます。その典型が「逆流性食道炎」（胸焼け）です。背骨がまがって胃や腸を圧迫することが原因です。「『後彎』があると逆流性食道炎になる可能性が非常に高まる」という研究報告があります。

さらに「後彎」（腰まがり）は寿命を縮めます。その理由は、まず肺への悪影響があげられます。肺を圧迫して、肺活量が少なくなり、酸素吸収が阻害され、寿命が短くなるのです。さらに……。

「体の重心が前方に移るため、転びやすくなる。転んで足を骨折する。そして、寝たきりになる……という具合に、予後に大きく影響をおよぼす……」（同教授）。

◉リハビリの腹筋背筋トレで改善

では、腰がまがったら、もうあきらめるしかないのでしょうか？

そうではありません。竹下教授らは、リハビリ治療で、大きな効果をあげています。その中心は、筋トレです。

「人によっては、非常に効果が高く、痛みがなくなることもあります。通常の腹筋・背筋トレを行います。背中がまがっているので反らせようと思ってもできません。まずは、うつぶせ姿勢から始めます」（同教授）。現代医学が到達したのも筋力でした。「背骨を支えるため筋肉量が重要であることはわかっています」。

いかに筋肉を維持するか増やすか？　医学会の重要テーマになっているのです。

10

骨を丈夫に……？“カルシウム信仰”の崩壊

牛乳を飲むほど骨はポキポキ折れる

◉「カルシウムの宝庫」牛乳を飲め⁉

「骨を強くするならカルシウム！」

子どものときから、なんども聞かされたフレーズです。

わたしも、カルシウムが骨を強くする、と固く信じていました。

もっともカルシウム含有量が多い飲み物、それは、牛乳です。別名〝カルシウムの宝庫〟。

だから「骨の強い子に育てるなら牛乳を飲ませなさい」と、栄養士さんたちは、こぞって牛乳をすすめました。政府（旧厚生省）も積極的に、乳児には「粉ミルク」、児童には「パンと牛乳」をすすめたものです。

今でも栄養士さん、お医者さんの多くは、牛乳をすすめます。しかし、その〝カルシウム信仰〟が最新研究で大きく揺らいでいるのです。

◉カルシウム二倍で骨折四倍とは……

カルシウム（牛乳）摂取量が増えるほど股関節の骨折が増えています。香港にくらべてカルシウム摂取量が二倍のアメリカやニュージーランドの骨折率は、約四倍です。カルシウムを多くとるほど、骨折が急増するのです（『チャイナ・スタディー』グスコー出版）。

衝撃的データを公表した著者、コリン・キャンベル博士は、こう断言します。

「乳製品は、動物たんぱくとカルシウム両方の栄養を豊富に備えた唯一の食品である」

◉肉など動物たんぱくで骨折が激増！

さらに博士は、「植物タンパクに比べて、動物タンパクの摂取比率が高いほど骨折は激増する」とショッキングな事実を明らかにしています。

「植物タンパク」÷「動物タンパク」の比率が一対一を超えて、動物たんぱくが過剰になると、「股関節骨折」が爆発的に増えています。

つまり、動物たんぱくとカルシウムが豊富な牛乳は、骨折を防ぐどころか、骨折を爆発的に増やしていたのです。

ちなみに、スウェーデンの二〇年がかりの報告では、牛乳を多く飲む人は、少ない人より死亡率が二倍も高かった。牛乳は、あまりに危険な飲み物でした。

カルシウム信仰とともに、牛乳信仰も、完全に崩壊したのです。

キャンベル博士の骨粗鬆症を防ぐアドバイスは、ズバリただ二点です。

「いつでもよく体を動かす」。「カルシウムは豆や緑黄色野菜からとればよろしい」。

◉カルシウムよりマグネシウムを

では、牛乳ではなく、その他の食材から単体カルシウムをたっぷりとれば、骨は丈夫になるのでしょうか？　山田豊文氏（杏林予防医学研究所所長）は、「そうではない」と断言します。そして「重要なのはマグネシウムとのバランス」と指摘します。「骨中のマグネシウムが少なくなると、カルシウムがとめどなく血中に溶け出し、骨粗鬆症になる」。だから、カルシウムだけを大量にとると、マグネシウムとのバランスが崩れ、骨粗鬆症を加速してしまう。さらに恐ろしいのは心臓マヒによる死です。「心疾患で亡くなった人は、カルシウム比率が高い。マグネシウム不足は命も危険にさらします」（山田氏『細胞から元気になる食事』新潮文庫）。

現代人の食生活はカルシウム過剰で、逆にマグネシウム不足が深刻です。だから、マグネシウムが豊富な食事こそが骨力を強めるのです。

マグネシウムは、豆、ゴマ、野菜、玄米などの未精白の穀物に多く含まれています。つまりは、これらを多くとるベジタリアンの食事が理想的といえます。

ただし、ここで大切なのは、いくら理想的な栄養をとっても、運動（筋トレ）をして、筋肉や心肺機能を鍛えなければ、栄養源はムダになるという現実です。

良い物を食べても怠惰でゴロゴロでは「廃用性萎縮」で、命そのものを失いかねません……。

11

筋トレ「負荷」はギリギリ一〇回

ラクラクできると、効果も軽い

◉やっとこ一〇回！　これが効く

筋トレは、むやみに回数をこなせばいい、というわけではありません。

もっとも効果の出る「負荷」と「回数」があります。

まず「負荷」は、××kgといった絶対的数値でありません。個人差が大きいからです。「オレ、筋トレやっているよ」と、自慢する人がいます。

聞いてみると「ダンベル五〇回は軽いね」と、ニヤリ。

しかし、これでは筋肉増強にあまり効果はあがりません。

一般に、このように多くの人が、極端に軽い「負荷」で筋トレを行います。残念なかんちがいですね。

たとえば、ダンベル。必死で歯を食いしばって、持ち上げて、一〇回が限界……。

それが、理想の筋トレです。筋肉は、限界に近い「負荷」をかけたとき、急激に増強されていくからです。

◉一〇回いったら重さを増やせ

では、たとえば一〇kgのダンベルを、一〇回以上持ち上げられるようになったとする。

筋肉も増強されて、二〇回も軽くいける。なら、ダンベル重量を二〇kgに増量します。

こんどは五回もしんどい。必死に一〇回クリアしたら、もうクラクラ。これが、適正「負荷」なのです。

これを、筋肉の「漸進性過負荷の法則」と呼びます。

わかりやすくいえば「負荷」を上げて「限界値」を伸ばす。

そうしないと、筋肉は発達しません。「回数」も同じです。軽くこなせる「回数」を軽くながしても筋肉増強は望めません。やるなら歯を食いしばって限界値まで「回数」をやることです。

それは「筋肉に、もっと成長しないとヤバイぞ！」と思わせることです。

「廃用性萎縮」の反対が「有用性発達」であることを、思い出してください。

◉長距離は「遅筋」、短距離は「速筋」

筋トレで鍛える骨格筋は、筋繊維でできています。

それはA：「遅筋繊維」（タイプⅠ）とB：「速筋繊維」（タイプⅡ）の二種類があります。

さらにBは「Ⅱa」と「Ⅱb」に分かれます。

①A：「遅筋繊維」（タイプⅠ）：収縮速度が遅く、力は弱い。しかし、耐久性にすぐれる。「日常動作」「長距離走」など、大きな力や速さを求められない運動で使われます。

②Ｂ：「速筋繊維」（タイプⅡ）：収縮速度が速く、力が強い。よって、瞬発的に大きな力を発揮する。

その「速筋」の中でも、「Ⅱｂ」は、とくに収縮速度と筋力が高い。

Ａ「遅筋」が、ほとんど発達しないのにたいして、「Ⅱｂ」は、鍛えるほど大きく発達するのも特徴です。「Ⅱａ」は、Ａ「遅筋」と「Ⅱｂ」の中間的な特徴です。

◉限界負荷で「Ⅱｂ筋」を鍛える

以上の結果から、目的別に鍛えるターゲットの筋肉がちがってきます。

筋トレの目的は、筋肉増強（バルクアップ）です。

ならＢ「速筋」の「Ⅱｂ」繊維を鍛えるのが、もっとも効果的です。

この「Ⅱｂ」繊維は、ギリギリの負荷を与えたときしか、働きません。

だから、ちんたら筋トレでは、まったく増強効果は、望めません。

目標回数は、最大でも一〇回とし、「限界負荷」をかけて筋トレすれば、「Ⅱｂ」繊維を効率的に増強させることができます。

だらだらと無駄な体力、時間を使っていると、筋分解が進んで逆効果になることもあります。「限界への挑戦」――これが、急速にシェイプアップする秘訣です。

12

最大筋力の五割以上の重さで

成長ホルモン活用の究極筋トレ

◉ホルモンによる筋増強を活かす

成長ホルモンを分泌させ、活用する究極の筋トレ法があります。

成長ホルモンは、筋肉を増強し、体脂肪を燃焼させる作用があります。さらに、骨格や皮ふなど体細胞をつくります。女性の場合は、乳房を大きくするバストアップの美容効果もあります。それは乳腺の発達を促進するからです。

この成長ホルモンは、筋トレを行うと、その刺激で大量に分泌されます。

さらに、筋肉の血液中に、乳酸など代謝物質の濃度が高まっても分泌されます。

◉最大筋力の五〇％以上の重さ

それでは、成長ホルモンを活用する筋肉増強法とは、どんな方法でしょう？

ダンベルなら、あなたの「一回しか持ち上げられない重量」を測定します。たとえば六〇kgだと、それが「最大筋力」です。その五〇％以上の重さで筋トレをするのです。

だから、三〇kg以上のダンベルを持ち上げます（これは、けっこうキツイ）。すると、筋肉に強く力が入るため、筋肉内の血管が一時的に締め付けられます。血流がほとんど遮断されます。すると、その〝締め付け効果〟で、筋肉内に代謝物質の乳酸などをたくわえ濃度を上げることができます。すると、それに比例して、筋肉増強物質の成長ホルモンが筋肉内に大量に分泌される……というメカニズムです。

最大筋力の五〇％とは、回数で二〇回の限界負荷に相当します（一回に五秒かける）。つまり、⑴発達しやすいⅡb繊維を増強させ、さらに⑵成長ホルモン分泌を促進する。

それなら、一回から約二〇回までの負荷が必要となるのです。

一回のトレーニングにかける時間は、平均五秒くらいにします。心の中で「一、二、三……五」と数えればいいでしょう。

ちなみに、体をはげしく動かすエアロビクス体操などは、典型的な有酸素運動です。持続的に力を発揮する筋肉を使っていますが、最大筋力の二〇％くらいしか筋肉を使っていません。だから成長ホルモンの分泌や、速筋の参加などの筋トレ効果がありません。ただし、心肺機能を高め、持続力を高めるのには有効です。

◉一〇回前後キツめ筋トレがベスト

「これにたいして、筋トレは無酸素運動です。力の集中は呼吸を止めて行います。

ヨガで教えるクムバク呼吸法です。力を抜いて息を吐ききるようにします。無酸素運動は約六〇秒が限界なので、六〇秒÷五秒で、一二回が限界です。つまり、最大で一二回までしかできない強い「負荷」で行うことが、もっとも効果的なのです。

筋肥大（筋発達）のみが目的なら、八〜一二回（最大筋力の七〇〜八〇％）が効果的です。だから、シンプルに一〇回目安は正しいのです。

◉インターバル（休憩）は短めに

筋トレ中のインターバル（休憩）は大切です。長く休憩をとりすぎると、筋肉内の代謝物質が流れてしまいます。だから、基本的には休みは短めにすると、成長ホルモンの分泌は続きます。

休憩での体力回復とは、ターゲットの筋肉の疲労回復ではありません。呼吸、集中力、気力が回復する、という意味です。その目安は、大きな「負荷」を与える種目では二〜三分。あまり大きな「負荷」でないなら一〜二分ていどを目安にしましょう。

◉「目的別」に「負荷」などは異なる

（表H）は筋トレの「目的別負荷設定表」です。

上から「筋力・瞬発力」強化、「筋肥大・代謝量」強化、「筋持久力」強化で、「負荷」「限界回数」「インターバル」が異なります。

あなたがアスリートなら、ジムトレのコーチについて、この「設定表」に基づきトレーニングすることをおすすめします。自宅筋トレの方も参考にしてください。

●表 H

目的別負荷設定表

目的（効果）	負担	限界回数	インターバル
筋力、瞬発力強化	最大筋力の 90% 以上	1 〜 5 回	3 〜 5 分
筋肥大、代謝量強化	最大筋力の 80%〜70%	8 〜 12 回	3 分
筋持久力強化	最大筋力の 50%	20 〜 30 回	30 秒

homegym-training.com

第三章
ライザップもジムもいらない「静的筋トレ」
一日五秒、力を込めるアイソメトリックス

13

いつでもどこでもセルフ筋トレ

夢のソフト・シェイプアップで細マッチョに

◉ライザップ快挙には拍手

ライザップのテレビCMは、なかなか魅せます。

ぽよん、ぽよんのお腹のタレントがうつむいて登場。元気なく回転してメタボぶりを見せた次のカットでは、みまがうほど、筋肉隆々で引き締まり、どや顔の笑顔も弾ける。女性タレントもビフォー、アフターでは別人のよう。腹筋も割れて、見事にシェイプアップ。満面の笑みは、努力のご褒美でしょう。

ただし、もうご存じのように、かかる費用は安くはない。

二か月で、サプリメント代金などを加えると、約五〇万円ナリ。さらに食事指導では、徹底した糖質制限を設けていると聞きます。これでは、食事が肉類など動物たんぱくや脂肪に偏りがちです。長期にわたって続けると肉食、脂肪食の弊害が出てきます。

具体的に心臓病、脳卒中や発ガンリスクが高まります。炭水化物の制限は、あやまりです。血糖値上昇を抑えるなら、血液への吸収速度（GI値）の低い、無精白の玄米、はい芽パン、蕎麦、黒糖などを摂取すればよい。

このように食事指導は、問題あり……とはいうものの、ジムトレーニングで、肥満体であきらめていた人を見事にシェイプアップさせたことは評価したいと思います。

「オレにもできそうじゃん」と中高年諸兄も勇気をもらったのではないでしょうか。

◉約四〇年続けてきた「静的筋トレ」

ただし、わたしが本書でおすすめするのは、もっとシンプルな筋トレ法です。

ライザップは、二か月間の徹底したジムトレで、体型を作り替えます。

とうぜん、きつめのトレーニングです。つまりハード・シェイプアップ。

これにたいして、わたしのすすめるのは、ソフト・シェイプアップです。

二か月という短期間では、ライザップのような劇的変化は起こらないでしょう。

だけど、いつでも、どこでも、それもタダ（無料）で、できます。まるで夢のような筋トレ法です。どれだけ効果があるの?と疑問に思う方もいるでしょう。

わたしの体が、一つの結論です。今年六六才で、身長は約一七〇センチ。体重は六四キロ。ウエスト七六センチ。胸囲一〇六センチ。逆三角形の筋肉質です。

ボディビルダーのようなムキムキ筋肉マンではないけど、全身筋肉質です。いわゆる細マッチョな体型が獲得できます。

◉一日五秒、八割超の負荷で筋トレ

このわたしが約四〇年間続けてきた筋肉強化法があります。

それが**アイソメトリックス**です。初めて聞く方がほとんどでしょう。わかりやすくいえば「静的筋肉強化法」です。どうして「静的」かといえば運動器具はいっさい用いないからです。ライザップのようなハード・シェイプアップは専用ジムで行います。わたしのすすめるソフト・シェイプアップは、自宅でも、電車の中でも、歩きながらでもできます。ダンベルやエキスパンダーなど強化器具はいっさい使いません。

強化のポイントは、目的筋肉に意識を集中します。次に、その筋肉の最大負荷量の八〇％以上の力を五秒以上、思いっきり込めます。すると、ターゲット筋肉は、急速に増大していくのです。

――筋肉に最大負荷の八〇％以上の力を一日五秒以上込める

すると筋肉は急速に増大していく。これが運動生理学でも立証されているアイソメトリックス（静的筋トレ）の理論です。メリットは、いつでも、どこでも、気が向いたときにでき、そして費用はタダです。ライザップは、約五〇万円。こちらはタダ！　この差は、大きいですね。あなたは、どちらを選びますか？

14

海外で静かな熱いブームに

海外モデルで話題の「七秒ダイエット」

◉ジム代も時間も手間もかからない

わたしが実践している「静的筋トレ」(アイソメトリックス:isometrics)は、ジムに行く必要もない筋トレ術です。だから、ジム代も時間もかからない。なにしろ、一日わずか五秒以上ですから……。そんな、うまいハナシあるのかい？

眉にツバをつけたくなった人も、いるでしょう。少し、くわしく解説してみましょう。

最近、このお手軽な筋トレ法が、ようやく世界的に注目を集めています。

ネット検索すると、さらにくわしく理解できるでしょう。

「……アイソメトリック・トレーニングで、サクッと筋トレ！　たった七秒で効果抜群の部位別トレーニング法」(『WELQ』ブログより)

◉筋肉を一定に保つ「静的筋トレ」

アイソメトリックスを訳すと「等尺性筋収縮法」とお経みたいな言葉になってしまいます。「:isometric:等尺性」とは、他の筋トレのように「筋肉を伸縮させず、一定の長さに保ったまま強化する」という意味です。

「自宅でも、会社でも、通勤途中でも、どこでも簡単にできる筋トレとして話題になっている……」(同ブログ)

いっぽう、これにたいして、おなじみのダンベル強化法など、一定負荷を筋肉にかけて、筋肉を収縮させながら行う反復運動を「アイソトニック」(:isotonic:等張性)トレーニングと呼びます。ちなみに、筋肉の収縮速度を一定に保ちながら行うトレーニングは「アイソキネティック」(:isokinetic:等速性)トレーニングです。

◉関節に負荷なく女性にも安心

「アイソメトリックスは、関節に負荷がかからない非常に安全なトレーニングです。筋肉にかかる負荷を自分で調整することができるので、筋トレに慣れていない初心者や女性にもおすすめです」(同ブログ)。

さらに「激しい動きがない」「汗をかかない」「部分ヤセ効果が高い」「筋肉痛にならない」「短時間でできる」ので、海外の女優やセレブに評判です。

◉特定ターゲット筋肉を鍛える

メリットは、タダで、かんたん、安心だけではありません。目的とする特定部位だけ鍛えられるのも特徴です。体のどこかの具合が悪くても、関節を痛めていても、そこを避けてターゲット筋肉を、思いのまま鍛えられます。さらに、「動かない」トレーニングなので、心肺機能への負担も少ない。高齢者でも、自分の体調に合わせて加減しながら筋肉強化ができます。ジムトレのようにオーバーワークで、体を傷める心配もありません。

◉狭い部分、広い部位まで自由自在

たとえば両手の上腕筋に力を込めれば、まさに力こぶです。

これも、りっぱなアイソメトリック強化法です。慣れてくると、体の好きな筋肉に意識を集中して、強化することもできるようになります。たとえば、両肩筋に力を入れると、グッと盛り上がった逞しい両肩が完成します。

体側筋に意識と力を集中すれば、逆三角形の美しいシルエットが完成します。

さらに、ふだん使わない体の奥のインナーマッスルにも意識を集中して強化することもできるようになります。ピンポイント強化もすぐれものです。これにたいして、上半身や下半身全体のすべての筋肉に意識を集中して、一度に全部を鍛えることもできます。

◉海外モデルに人気「七秒ダイエット」

この理論は「筋肉発達は、『既存筋肉の六〇％以上の力を七秒間発揮させたとき、最大効果を得られる』という研究結果に基づいています」（同ブログ）。

つまり「静止状態で七秒間力を込める」だけなので、忙しい海外モデルたちの手軽なエクササイズとして人気です。これが「七秒ダイエット」です。

15

学生時代、アイソメトリックスとの出会い

カネがなくても、知恵と工夫で生きられる

◉地球と共生『ホールアース・カタログ』

わたしとアイソメトリックスとの出会いは、一九七〇年代前半、学生時代にさかのぼります。そのとき、世界はエコロジー思想が、第三のイデオロギーとして台頭していました。日本語で「生態学」と呼ばれ、環境破壊や砂漠化などが、新たな人類の危機として注目を集めるようになっていました。自然と対決するのではなく、自然と調和して生きるべきだ。その思想に世界中の若者が共鳴し、さまざまな活動をくり広げていました。

そんな中で、アメリカの大学生たちが、エコロジー思想を体現した一冊の本を発行しました。それが『ホールアース・カタログ』(英語版　前後巻)です。そこに貫かれているのは地球との共生の生き方です。その哲学もシンプルでした。アメリカ先住民の叡智と、アーリーアメリカン開拓者の技術に学ぼう。つまりナイフとナタさえあれば、自然界でも生きていける。そんな、具体的なサバイバル・ノウハウがビッシリ、道具・商品カタログとして詰まっていました。「金がなくても、智慧と技術と工夫で生きていける」。それを、空理空論ではなく具体的な道具のカタログでしめしたところが、凄いところです。

◉カネや器具なしで体を鍛える工夫

エコロジー思想に共鳴、感化されていたわたしは、この『ホールアース・カタログ』に熱中しました。ちなみに内容に心酔したもう一人の学生がいたようです。それがアップルの創業者スティーブ・ジョブズです。『カタログ』の表紙には「Ｓｔａｙ　ｈｕｎｇｒｙ、Ｓｔａｙ　ｆｏｏｌｉｓｈ」（飢えていよ、愚かであれ）と印刷されています。ジョブズがスタンフォード大学卒業式の祝辞で捧げた、あの有名な言葉です。仏教や禅に傾倒した彼も、このカタログの思想に感化されたのでしょう。

前置きが、長くなってしまいました。わたしがアイソメトリックスを知ったのは、まさにこの『カタログ』だったのです。「筋肉の最大負荷の八〇％以上を五秒以上加えるだけ」。なんとシンプルなことか！「ジムに通わず、高価な健康器具なしで、体をビルドアップ」と写真を添えて提唱していた。三畳一間暮らしのわたしは、まちがいなく貧乏でした。

この主張におおいに共感し、さっそく実践し始めたのです。

◉アイソメトリックスはわたしの生き方

そこでは、シンプルな強化ポーズも写真でしめされていました。

その代表的なものが――。

Ａ：勝者のポーズ：両腕の筋肉に思いっきり力を入れます。ちょうど、ボクシングのチャンピオンが、観客に向かって「どうだ！」と胸をはるガッツポーズです。これは、アイソメトリックスの基本ポーズです。上腕筋や胸筋が鍛えられます。

B：合掌のポーズ：両手を合掌し、両側から力一杯押します。両腕の筋肉、胸筋、肩筋などが発達します。

C：重ねのポーズ：片腕は上向き。他方は下向き。手と手を重ねて上下に思いっきり力を込めます。それを交互に繰り返すことで、両腕全体の筋肉が目覚ましく鍛えられます。

D：鈎のポーズ：両手を互いに鈎のように引っ掛け、思いっきり両方に引っ張ります。両肩、背筋が鍛えられます。

E：交差のポーズ：これはタオルを一本使います。背後でたすきのようにしたタオルを上下に引っ張ります。ふだん使わない腕の筋肉や体幹筋が鍛えられます。

その他、『カタログ』には、テーブル板を手で上下に挟んで行う強化法や、壁を押して鍛えるポーズなどが紹介されていました。そこに一本貫かれている精神は「カネがなくても知恵と工夫で十分ハッピーに暮らせるぜ！」というおおらかな独立自尊の哲学です。

わたしもその哲学に基づき、組織に群れることなく、独りでゆったりと生きています。アイソメトリックスは、今もわたしの生き方そのものです。

16

メディアが黙殺、アイソメトリックス

カネがかからない！　業者はもうからない！

◉過去四〇年間マスコミは黙殺

ネットでアイソメトリックスを検索すると、想像以上に情報が溢れているのに、驚き、安心しました。なぜなら、アイソメトリックスの発想は、過去四〇年間、ほとんどマスメディアから黙殺されていたからです。

その黙殺の理由も、よくわかります。考えてもみてください。この「静的筋トレ法」が世界中に広まったら、なにが起きるでしょうか?

まず、スポーツジムが破産するでしょう。ジム・トレーナーも失業するでしょう。運動機器メーカーも倒産するでしょう。サプリ・メーカーも閉業するでしょう。

まあ、これは少しオーバーな予測としても、ジムどころか、カネもヒトもキカイもサプリも使わないシェイプアップ法が広まったら、健康業界はたまったものじゃありません。

◉「カネがかからない」は悪夢

消費者にとって「カネがかからない」は福音です。

事業者にとって「カネがかからない」は悪夢です。

これだけ、真逆なのです。マスコミは各種業界のスポンサーによって成り立っています。

そこでは、既成マーケットをおびやかすような情報は、いっさい流しません。

とくに、アイソメトリックスには、業者が儲かる突っ込みどころがまったくない！

だから、マスコミも業界も長い間、無視してきたのです。

アイソメトリックスを熱心にクチコミなどで普及させようとしてきたのは、わたしくらいかもしれません。

◉女性はソフト、男性はハードタイプを

それが、昨今のアイソメトリックス・ブーム。まさに、隔世の感があります。

『聖書』には「隠されたものは必ず現れる」という箴言があるそうです。

そういえば、昨今のヨガ・ブームにも同じ潮流を感じます。真の健康を求める世界の人々の意識の流れとうねりを、だれも押し止どめたり押し隠したりはできないのです。

さて――。昨今ブームの解説を読むと、次のようにあります。

「やり方は、鍛えたい筋肉に六〇～七〇％の力を込め、七秒キープ。体勢を維持している間は、動くことはせず、筋肉を意識する」（『Ｓｌｉｓｍ』ブログより）

これが、一般的な解説です。約四〇年前の『カタログ』解説では「最大負荷の八〇％以上」となっていました。これは、けっこう強い力の負荷です。思いっきり全霊で力を込めて、ようやく達成する力でしょう。それでは大変なので、指導は六〇～七〇％と、少しソ

フトになっています。そのかわり「五秒以上」を「七秒」とわかりやすく伸ばして、無理せずにすむようになっています。

女性がダイエットやシェイプアップを求めてやるには、ソフト方式がおすすめです。逆に男性が筋肉増強ビルドアップをめざすなら、それは、少しソフトすぎます。ハードな八〇%以上の負荷にチャレンジしてください。

◉筋力アップにはクムバクは必要

筋肉に力を込めるとき「呼吸を止める」。ヨガでクムバクといいます。するど、より強い力を出すことが可能になります。なるほど、血圧の高い人が、呼吸を止めて、力を込めると血圧が上がります。しかし通常血圧の人はクムバクは五〜七秒ていどですから心配はないでしょう。

この筋肉強化法の特徴は、いつでも、どこでも。だから、一日一回にこだわらず、電車やオフィスや散歩のときなど、気づいたら即筋トレがおすすめです。

17

一〇〇人一〇〇様のアイソメトリックス

工夫して、〝セルフ筋トレ〟を楽しもう！

◉ウエストが一一センチも細くなった！

「たった六秒！　意外な筋トレ方法で、ウエストが一一センチも細く！」ネットに紹介された四〇代主婦のアイソメトリックス体験記です（ketuatusagetai．com）。その紹介文です。

「ムキムキにならず、引き締まった良質の筋肉になれる、というからウエストが細くなりたい女性にとっては、ほんと魅力的な筋トレ方法です」（同）

それこそが美容研究家の境貴子氏も提唱する、だれでもかんたんにできて、筋トレ効果があるアイソメトリックス。

「たった六秒で、ラクに脂肪を燃やしてくれるので、四〇代以降の女性に増えている筋肉が減る恐ろしいサルコペニア肥満になることもないです」（境貴子氏）

彼女のすすめるアイソメトリックス体操は次の順序で行う。

(1)両手指を開き胸の前で合掌。手のひらを全力で押し合わせるのがポイント。
(2)四秒で上向き前方に合掌のまま腕を伸ばす。
(3)伸ばした合掌をゆっくり下げていく。
(4)四秒でもどして、元のポーズになる。

◉歩きながらでもやれる筋肉強化

椅子を利用したり、歩きながらの強化法もおもしろい。

⑴ヒザをそろえて椅子に座り、座面のヘリを両手でつかむ。

⑵そして、下腹部に思い切り力を入れていきます。

⑶六秒キープしたら、ゆっくり力をゆるめる。

⑷歩きながらやる。下腹部に力を込めて、ゆるめるだけ……。

アイソメトリックス強化法に、定型はありません。だから、それぞれが、自由に工夫して、思い思いにやればいいのです。だから、一〇〇人いれば、一〇〇人のアイソメトリックスがあってもよいのです。わたしも歩きながら、思い付いたとき、アイソメトリックス強化をやっています。とくに意識をして鍛えるのが「腹筋」です。

◉腹筋は神様がくれたコルセット

マッチョな体型をめざしたい男性なら、まず上腕筋を太く鍛えて友人や彼女に自慢したいところでしょう。それも、わかります。でも、アイソメトリックスで、まずまっさきに鍛えるべきは腹筋なのです。腹筋に力を入れるとき、肛門を締めるのがコツです。肛門を上に引き上げるように締める。すると、意識が腹の中央に定まります。ここが、丹田です。

精神、生理、肉体の三重の〝中心点〟です。丹田に意識を集中して呼吸する。それを丹田呼吸といいます。もっとも理想の呼吸法です。アイソメトリックス筋トレも丹田に意識を集中して行います。腹筋に力を込めると背側筋、背筋、腰筋にも力が込もるのを感じるはずです。こうして、腰全体を取り巻く筋肉がグッと締まる。「腰」は「命の要」という意味です。腰筋全体を欧州では〝神様がくれたコルセット〟と呼びます。

腹筋が締まると、腰が締まります。つまり、神様のコルセットが締まっている。意識が丹田に定まり、腹筋が締まり、呼吸が深い。これが、理想の健康体です。この状態でものごとを行えば、万事がうまくいきます。

◉一〇〇才になっても腹筋は鍛える

こうして、一回腹筋力がついたら、一生、それをキープすることが大切です。

九〇才、一〇〇才になっても、毎日、アイソメトリックスで腹筋を鍛えましょう。腹筋力つまり〝神様のコルセット〟が弱ることは、神様がくれた生命力が弱ることです。

いちど腹筋が完成したら、一生、毎日、腹筋に意識を集中して、鍛え続けることです。

そんな人の体型は、例外なく腰のくびれた逆三角形です。

それが人間のほんらいの理想体なのです。

18

さあ！通勤電車から始めよう

筋肉力が強まるほど、生命力も強まる

◉肛門を五〇回締める！　肚《はら》が据わる

ここまで読んでも、アイソメトリックスが初耳の人は、もう一歩ためらってしまうかもしれませんね。なに、千里の道も一歩から。気楽に始めればいいのです。

ジムに行くなら、気持ちの準備も大変です。時間も、お金も準備しなければならない。あなたが、今、通勤電車の中で、吊り革につかまって、この本を読んでいるとする。車内は､相変わらずの満員です。ようやく、この本を片手に持って読めるくらいです。「こんな車内じゃ、筋トレなんてムリだよな……」

あなたは、溜め息まじりでしょう。しかし、今このとき、ちゃんと筋トレができるのです。それも、だれにも気づかれずに……！

意識を下腹に集中して、肛門をグッと上方に向けて締めてみてください。意識がぐっと肚に落ちたはずです。これも、立派な筋トレです。この調子で肛門筋を五〇回、心の中で数えながら、締めてみてください。このとき、気づいたら、腹筋も、背筋も、腰筋も連動して、動いているはずです。

◉腹筋と丹田力で肚が据わる

つまり、肛門を五〇回締める……それだけで、腰筋つまり〝神様のコルセット〟の強化につながったのです。終わった後、あなたは腰になんともいえぬ充実感を味わっているはずです。これが、腹筋トレの第一歩です。

丹田に意識が集中している状態と感覚を、忘れないでください。肚が据わった自分が自覚できるはずです。今日は、会社に行っても、この感覚で過ごすことです。

仕事も、人間関係も、あまりにスムーズにいくので、おどろかれるはずです。

◉腕力を鍛える吊り革引っ張り

さて、会社まで、まだ間がありますか？

なら、吊り革を握った腕に思いっきり力を入れて、下に引っ張ってください。

大丈夫、吊り革はちぎれることはありません。満身の力を込めて、真下に引っ張る。これも、立派なアイソメトリックス筋肉強化です。腕に上腕筋が盛り上がるのを感じたはずです。そこに意識を集中します。長くて一〇秒ほど引っ張ればOKです。こんどは、持ち手を変えて、左手で、やはり吊り革を一〇秒、思いっきり引っ張ってみましょう。

グッと盛り上がった上腕筋に意識を集中することが大切です。負荷を受け緊張している筋肉が急速に増大していく……というイメージを思い浮かべましょう。

◉ありありイメージは現実化する

イメージは、確実に肉体の生理機能をその方向に向かわせます。

さらに、全身シェイプアップされた、みずからの肉体を思い浮かべてください。オレは腹が出ているからなぁ……と、現実のネガティブなイメージは、忘れましょう。

とにかく、隆々と筋トレで盛り上がり、引き締まった、ほれぼれする自分の肉体を思い浮かべることです。それ、ナルシストじゃん、と思うなら、まさにそのとおり。人間は、だれでもナルシストです。うぬぼれこそ、生命の原動力、エンジンです。

◉筋肉が強まると命も逞しくなる

肛門を締めて、下腹部の肚を鍛え、そして、吊り革引っ張りで両腕筋肉を鍛えたあなたは、不思議な充実感を感じているでしょう。そして、みずからの姿勢を意識してください。いつもより、胸をはっていませんか？「猫背」気味だった背筋が伸びていませんか？不思議とアゴを引いているはずです。それは、あなたの肉体が生命力を取り戻したからです。

筋肉力は生命力です。筋肉が強くなるほど、生命も強くなります。

筋肉が太く盛り上がるほど、あなたの生命も太く逞しくなっていきます。

電車の中でも筋トレはできます

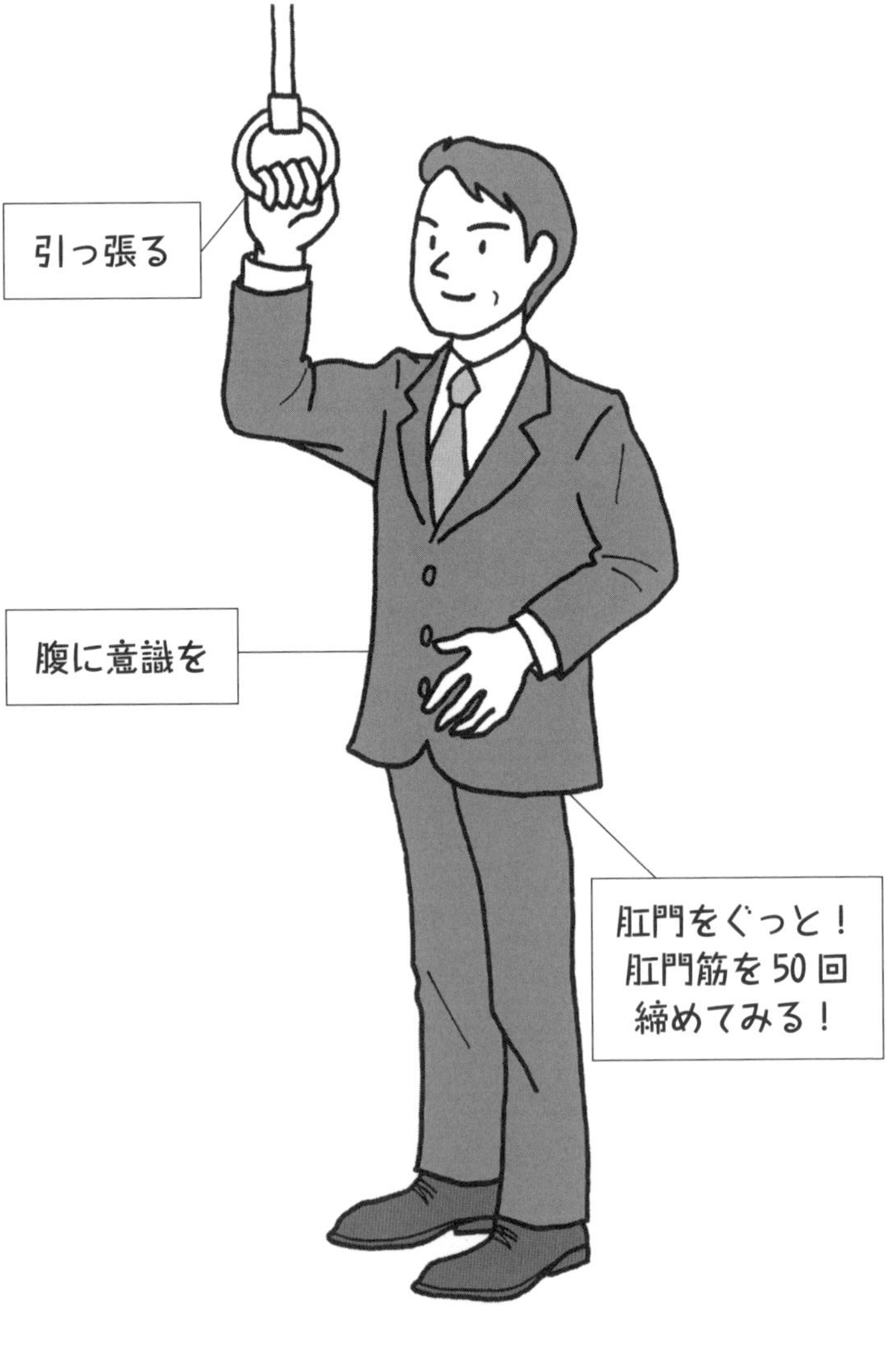
引っ張る
腹に意識を
肛門をぐっと！
肛門筋を50回
締めてみる！

第四章

筋肉から奇跡の〝若返りホルモン〟

還暦から本気で筋トレ、一〇〇才が見えてくる

19

筋肉を鍛える人ほど若々しい

若返り筋肉ホルモン〝マイオカイン〟

◉スタローン七三才、なぜ若い？

ハリウッド映画俳優シルベスター・スタローンは、なぜあんなに若々しいのでしょう？一九四六年生まれ、御歳七三才。それでもアメリカ映画の第一線で、活躍しています。最近作『エクスペンダブルズ3』でも、分厚く胸板の盛り上がったマッチョな肉体を誇示していました。

スタローンにかぎらず、筋骨隆々の俳優は若い。エネルギッシュです。年齢を感じさせません。

良きライバルの〝シュワちゃん〟ことアーノルド・シュワルツェネッガーは七二才。ターミネーター・シリーズなどで、変わらぬ肉体で魅せています。

むろんアクション俳優として、肉体美は商売道具。ほぼ毎日、ジムで徹底的に鍛えているから、あの筋肉があるのです。

◉筋肉から分泌〝若返りホルモン〟

筋肉を鍛えている人は、若い！

筋肉を鍛えてない人は老ける。

この差は、どこからくるのでしょう？

いうまでもなく、筋肉量の差です。若さは体に付いている筋肉量に比例するのです。

「初めて聞いたヨ」と、苦笑いしないでください。

これらは、最近の生理学研究で明らかになってきたのです。

体の筋肉量の多い人ほど、若々しい。それは、筋肉から〝若返りホルモン〟が分泌されるからです。その奇跡のホルモンは、医学的にはマイオカインと命名されています。文字通り「筋肉から分泌されるホルモン」という意味です。

◉筋トレは「万病を治す」

これまで、筋肉とはたんなるエネルギー消費器官と考えられていました。

しかし、近年の研究は、それをくつがえします。

筋肉は動くたび、成長するたびに、数多くの生命活性物質を分泌している……！

研究者たちは、その発見に心を躍らせています。

「近年の研究は身体運動が、驚くほど多様な医学的効果を全身の臓器にもたらすことを証明している」（首都大学東京・人間健康科学研究科）

身体運動とは筋肉を使う動作です。筋肉に意識的に負荷をかける筋トレはその典型です。

筋肉運動には以下の疾患の――①予防、②抑制、③治療――の効果が立証されています。

(1)ガン、(2)糖尿病、(3)心臓病、(4)うつ病、(5)不安症、(6)脳卒中、(7)アルツハイマー、(8)動脈硬化症、(9)免疫機能、(10)すい臓機能、(11)肝機能、(12)高血圧、(13)骨密度。

そのメカニズムは……「筋収縮によって、骨格筋から分泌される『生理活性因子』(注：筋肉ホルモン)が運動の『多様』な効果を『全身』に生じさせている」(同研究科)。

まさに、筋トレは「万病を治す」のです。

◉「筋肉量」×「運動時間」で決まる。

「筋肉はホルモン分泌する内分泌臓器です。筋肉を動かすことで約二五種類のホルモン分泌が確認されています」(久留米大学医学部　川口巧医師)

筋肉ホルモン(マイオカイン)は、筋肉組織内の〝小さな袋〟に入っており、筋肉が活動すると放出されるのです。その「分泌量」は、「筋肉量」×「運動時間」で決まります。

だから、筋肉量が二倍あると二倍若い。運動時間が二倍だと、やはり二倍若い。

両者を掛け合わせると、なにもしない人より四倍も若いのです。

20

「筋肉量」×「運動量」で老後を元気に

「楽あれば苦あり」の先に〝寝たきり〟地獄が待つ

◉のんべんだらりで老化が進行

「筋肉量」と「運動量」が、健康と若さを決定する。

なら、筋トレもしない、運動もしない、そんな人が老けるのはとうぜんです。

「苦あれば楽あり、楽あれば苦あり」……の教訓を思い出してください。筋肉ホルモンの存在は、まさにその戒めを、わたしたちに突き付けます。怠惰で、のんべんだらりの生活は、気楽です。しかし、そんな日常は、筋肉をおとろえさせます。それは、筋肉から分泌される〝若返りホルモン〟も枯渇させるのです。すると、老化がみるみる進行していきます。外見もみるみる老けていきます。さまざまな病気が、あなたの体をむしばんでいきます。

◉いろんな「痛み」の原因は筋肉不足

筋肉のおとろえは、さらに苦痛をともなうからやっかいです。まず、ヒザが痛くなります。全国でヒザの痛みに悩む高齢者が多いことに、おどろきます。その原因は、運動不足、筋肉不足です。筋トレして筋肉を付ければ、消えていく症状なのです。「ヒザ痛」の次は「腰痛」が襲います。さらに「関節痛」「神経痛」「肩こり」「五十肩」「筋肉痛」……これらは、年をとったから、とあきらめていませんか？

理由は、ただ一つといっても過言ではありません。ズバリ、筋肉不足です。

ゆっくり、じっくり、本書ですすめるシンプルな筋肉強化法のアイソメトリックスを実行してごらんなさい。悩みの痛みが、しだいにウソのように消えていきます。

体に付いてきた筋肉から、〝若返りホルモン〟マイオカインが分泌され始めたのです。この筋肉ホルモンには、万病の予防効果とともに治療効果もあるのです。

◉「痛み止め」は危険、絶対飲むな

これら、体の各所の痛みは、運動・筋肉不足へのアラームです。

しかし、医者も、病院も、製薬会社も、サプリ会社も、その真実を教えてくれません。テレビ通販番組、新聞などに「ヒザ・腰・肩の痛みに飲んで効く」医薬品などの広告、CMが溢れています。だけど筋トレで「防げる」「治る」とは、一言もいってない。一行も書いてない。これらの広告のクスリは「一時的な対症療法」にすぎません。とくに「痛み止め」のクスリは、恐ろしい。安保徹博士（元新潟大学医学部）は「痛み止め（消炎鎮痛剤）は、絶対に飲んではいけない」と警鐘を鳴らします。それは、多くの重大副作用がある劇薬です。血流を阻害して痛覚神経を一時的にマヒさせ、痛みを感じなくさせているだけです。血流不全は、ガン、糖尿病、心臓病などあらゆる万病を引き起こします。

◉筋トレは天国、クスリは地獄

最初の「ヒザ痛」は、これから始まる老化階段〝ロコモ症候群〟へのアラームです。安易に通販のクスリやサプリに飛び付くのは危険です。やめなさい。

まずは体の歪みをなおします。鏡の前に立ってごらんなさい。背筋が伸びてますか？背中が丸まった「猫背」のはずです。アゴも出ているでしょう。まず、最初はきつくてもアゴを引いて、胸をはり、姿勢を正しく保ちましょう。呼吸は丹田に意識を集中した腹式呼吸です。さらに、アイソメトリックスやスクワット（体重上下運動）などの筋トレで筋肉を鍛えます。痛ければ少しずつ、少しずつ……。「苦あれば楽あり」。のちの苦労、苦しみ、地獄を思えば軽いもんです。「痛み」を放置すると「脊柱管狭窄症」「背まがり（後彎症）」「脊椎変形症」「股関節変形症」など、重症化して、地獄に近づいていきます。また高齢化で、さまざまな体調不良で悩んでいる人も、医者に行くな。クスリは飲むな。やはりクスリ漬け地獄が待っています。

まずは、筋トレで筋肉を鍛えなさい。筋肉から分泌される〝若返りホルモン〟には、次の医学的効能が証明されています。「老化防止」「骨密度増強」「動脈硬化防止」「糖尿病予防」「脂肪肝改善」「高血圧改善」「認知症予防」「成長ホルモン刺激」……。

筋トレは天国を保証し、クスリは地獄を約束しているのです。

21

医学界も注目、筋肉ホルモンの効能

〝万病に効く〟はオーバーではない

◉筋トレは治療法にもなる

「代謝の主役に躍り出た……!」。医学界は、筋肉ホルモン（マイオカイン）を、こう称賛しています。その効能は、まさに、万病を癒やし、治すといっても過言ではありません（以下『実験医学』羊土社　二〇一四年六月号より）。

①**代謝作用**：「（筋肉ホルモンは）局所だけではなく、全身性の代謝調節にかかわっていることが、明らかになっている」（首都大学東京　藤井宣晴教授）

万病は代謝異常から発病します。代謝が改善されれば、万病が治るのも道理です。つまり代謝力は生命力です。研究者も「筋肉力」＝「生命力」と認めているのです。

②**病気予防**：「筋量・筋力の維持が、種々の疾病を防ぐ手段として注目されている」（藤井教授）

筋肉ホルモンによる一三種類もの病気の①予防、②抑制、③治療に注目してください。まさに筋トレで「筋肉量」を増やし、「運動量」を増やすことは、ズバリ、万病予防と治療効果を劇的に向上させるのです。その意味で、現代の病院で疾病治療に、筋トレをいっさい取り入れていないのも不可解です。やはり、〝かれら〟は病気が治ってもらってはこまるのです。

③**調節機能**：「『代謝』や『分泌』が『筋収縮』（筋トレ）とカップリング（連結）して、調節される」（藤井教授）

つまり、生命活動の「分泌」「代謝」「運動」は、不可分なのです。言い換えると「筋トレ」が「分泌」「代謝」をコントロールするのです。つまり「筋肉活動」を主体とした新しい体系の生物学が求められています。

「骨格筋（筋肉）は従来と異なる、新たな『生物学的』役割を見せ始めている」（藤井教授）

④**生理活性**：「骨格筋は、運動器としての役割以外にも、ホルモンの生理活性物質を分泌する内分泌器官としての役割を果たしている」（同 眞鍋康子准教授）

さらに、次のように述べています。「日常的な運動が、さまざまな健康効果を有していることを考慮すると、運動により、骨格筋からマイオカインが分泌され、全身性に多様な効果を発揮している」。つまり、それまで指摘された運動がもたらす健康効果は「マイオカインによって説明できる」という。

●インスリンも抗脂血剤もいらない

⑤**糖尿病予防**：「2型糖尿病では、細胞内の信号通信経路の不具合によって、インスリン指令が適切に伝わらない場合が多い。そのような状況でも（筋肉の）収縮活動は、

インスリンとは異なった信号通信経路で『糖』吸収を引き起こす」（同　坂本啓特任教授）２型糖尿病は過食などによる生活習慣病。インスリンはすい臓から分泌される血糖抑制ホルモン。血液中の血糖値を抑える働きがある。それは、筋肉に「血糖吸収」を指令するメッセンジャーでもあります。これまでの生理学の〝常識〟では、筋肉に血糖吸収を「指令」するシステムは、インスリンによる信号通信以外には存在しない。だから、医学界は「糖」代謝の調節は、インスリンのみという思い込みに凝り固まっていたのです。糖尿病といえば、インスリン注射一本槍の〝治療法〟がまかり通っているのです。坂本特任教授は、「インスリン以外の糖吸収指令システムが存在する」と指摘しています。つまり、筋肉ホルモンのマイオカインには、インスリン同様に、筋肉に糖吸収を指令する機能があるのです。ならば、インスリン注射を打たずとも、糖尿病患者に筋トレをさせればよい……ことになります。

⑥**コレステロール低下**：筋トレを行えば、血糖値とともにコレステロール値も下がります。有毒なコレステロール低下剤（抗脂血剤）を飲むより、筋トレをするほうがかしこい。乱用されているコレステロール低下剤（スタチモ）には「筋肉が溶ける」（横紋筋融解症）という恐ろしい副作用があります。年間一万人の死者を指摘する医師もいます。

22

『たけしの家庭の医学』で筋肉ホルモン絶賛

糖尿病も脂肪肝も防げるゾ!

◉マスコミもついに真実を公開

「血糖値は、かんたんな運動で下げることができる！」

つまり、副作用と依存性の大きいインスリン注射をしなくてすむ。

この耳寄りな情報は、筋肉ホルモン、マイオカインが血糖値を下げる作用があることを、実証しているのです。

問題は、この情報の出所です。なんと、ビートたけしさんが司会をする『みんなの家庭の医学』（二〇一四年五月二〇日放送）。

タイトルは「発見！血糖値を下げる新ホルモン・スペシャル」。

内容は「筋肉を動かし、マイオカイン（筋肉由来内分泌因子）を分泌することで、糖尿病や脂肪肝が防げる！」。

ついにマスコミもほんとうのことを流すようになったのですね。番組では、インスリンに変わって血糖値を下げるホルモン「マイオカイン」として紹介。「マイオ」は「筋肉」、「カイン」は「ホルモン」の意味です。解説者として久留米大学医学部の川口巧博士（前出）も登場。まずネズミ実験で、マイオカインは次の効果が期待できる、と紹介。
(1)認知機能を改善。(2)骨を強くする。(3)ガン細胞の抑制。

◉脂肪肝も糖尿病も治っていく

番組は「マイオカインが分泌されないと、脂肪肝になる」と警告しています。ちなみに脂肪肝とは「肝臓の三〇％以上を脂肪が占めた状態」をいいます（フォアグラ状態！）。

マイオカインで完治するメカニズムは……脂肪肝が高血糖の原因↓血糖抑制ホルモン（インスリン）が出ないと脂肪肝になる↓放置すれば肝硬変や肝臓ガンに↓太っていない人でもインスリンを出せず高血糖の人がいる↓マイオカインというホルモン分泌↓肝臓脂肪が分解される↓脂肪肝が改善↓血糖値が下がる↓糖尿病も予防できる。

◉毎日運動するほうが効果的です

筋肉には一定量のマイオカインが蓄えられています。筋トレや運動による筋肉収縮で分泌・放出されます。だが、一定量の運動を超えると分泌されなくなります。

だから、週一回ハードな運動をするより、毎日一定の運動をするほうが、マイオカイン効果はあるのです。マイオカインは健康効果に加えて、さまざまな病気の予防・治療効果があります。週一のハードトレーニングでは、そのときだけしかマイオカインは分泌されません。これにたいして、毎日運動すれば、毎日マイオカインの効果を得ることができるのです。番組では三〇分のウォーキングをすすめていました。

◉「ちょこっと」スクワット&散歩

それでも忙しいサラリーマンなど、毎日これだけのウォーキングをこなすのは大変です。そこで番組『みんなの家庭の医学』では、歌手の高橋ジョージさんが「三〇分歩かなくてもマイオカインが出る」エクササイズにトライ。この結果、一週間で血糖値を一二ポイント下げることができたのです。

その運動とは「ちょこっと」スクワット&ウォーキング。

(1)「ちょこっとスクワット」(食後に一〇回やる)

①腕を胸の前でクロスして、②三、四秒かけてゆっくりかがむ。③同じように三、四秒でゆっくり立ち上がる。

(2)「ちょこっとウォーキング」(約一五分間歩く)

◉老化防止に決定的な効果あり

マイオカインは、血糖値を下げ①**脂肪肝を防ぐ**だけでない。②**脂肪の分解**、③**糖尿病予防**、④**脳の認知機能改善**、⑤**骨密度強化**、⑥**動脈硬化防止**、⑦**血圧の安定**……など老化防止に決定的な効果があるので別名〝若返りホルモン〟と呼ばれているのです。

逆にいえば「運動不足は緩慢な自殺」(ヨガの訓戒)もとうぜんといえます。

23

「筋力」が付くと「脳力」も高まる

認知症予防に！　記憶中枢の新細胞が二倍に増えた！

◉「タフな精神」も手に入るゾ！

筋トレ効果は、〝若返りホルモン〟だけでありません。最新の研究報告では、脳を活性化させることも明かされています。「筋力」が付くと「脳力」も高まるのです。

つまり、筋トレで、筋肉とともに、脳も鍛えられます。すると――。

「脳が最高の状態になる」「記憶力や判断力が冴える」「ストレスに強くなる」「精神力が高まる」「物に動じなくなる」「問題の解決力が付く」……これは、ビジネスの世界でも、大切な能力です。社会人としても必要です。こうして最後は「難関を突破できる」。つまり、筋トレは体の問題を解決するだけでなく、心の問題も解決するのです。

筋トレで「タフな肉体」だけでなく「タフな精神」も手に入れることが可能なのです。

◉脳内物質で精神能力が高まる

筋トレは前向きの「やる気」を強めます。それは脳生理学でも証明されています。

まず運動すると各種ホルモンが分泌されます。

▼ノルアドレナリン（体の活動性を高める）、▼ドーパミン（意欲や積極心を養う）、▼セロトニン（精神の安定と理性をもたらす）、▼エンドルフィン（快感、幸福感をもたらす）、▼アドレナリン（競争心、闘争心を刺激する）……など。

これらのホルモンは、すべて脳内伝達物質です。筋トレで適正に分泌されることで、脳の情報伝達がスムーズになり、脳が冴えた状態になります。つまり、筋トレや運動で脳内活性物質がバランスよく分泌され、肉体能力とともに精神能力が高まるのです。

◉脳が成長し学習能力が高まる

筋トレや運動は脳を活性化する。それは実験でも証明されています。

「運動させたマウスは、しないマウスより、記憶に関する脳の海馬部分が一五％重い」。これは運動で脳血流が促進され、脳細胞が成長し、記憶力・学習能力が高まった結果です。運動で一汗流した後は、勉強や仕事が驚くほど能率があがります。つまり、筋力と脳力は、ワンセットなのです。昔から文武両道といいます。それは、正しかったのです。「運動には、思わぬ効果もある。自己評価や思考力、免疫力を高める。さらに、寿命を伸ばす。深い睡眠が得られる。おまけに、よりよい性生活を送れる」（『ハーバードの人生を変える授業』T・B・シャハー著　大和書房）。

◉脳海馬の新細胞が二倍に増えた！

運動すると脳が発達するメカニズムは、次のとおりです。

「運動で脳に血液が回り、脳細胞の〝成長剤〟ＢＤＮＦという神経物質が分泌される。それが脳の成長をうながし、記憶力・学習能力が底上げされる」「三〇分のジョギングを週に二、三回、それを三か月続けると、仕事などの遂行能力が向上することが確認されている」(『脳を鍛えるには運動しかない』NHK出版)

「回し車で運動させたマウスは、非運動組にくらべて明らかに脳が健康的で、認知能力テストもすぐれている。とくに複雑な思考や、問題解決能力の増大をしめしたのは、運動組だけだった」「回し車で走ったマウスは、じっとしていたマウスより海馬の新しいニューロン(神経細胞)が約二倍も増えていた」(米・イリノイ大学　J・S・ローズ博士ら)

●国際数学テスト六位、理科は一位!

同じことは人間にもいえます。米・ハーバード大学J・J・レイティ准教授は「運動で脳内栄養物質BDNFが増え、脳神経細胞の再生が促進される」事実を証明しています。成績の悪い生徒にエアロバイクなどで運動させると成績が飛躍的に向上し、国際数学テストで六位、理科は一位を獲得した、という。

「運動は脳全体で〝ミラクルグロ〟(記憶の肥料)を増やす。運動が学習プロセスを細胞レベルで強化するのだ」(米・カリフォルニア大学　K・C・コットマン博士)

24

〝第二の若返り物質〟成長ホルモン

分泌を増大させる三つの方法

◉成長ホルモンの多い人ほど若い

〝第二のマイオカイン〟ともいうべき活性物質があります。

それが成長ホルモンです。やはり、筋トレで分泌され、若返り効果があります。

その効果に着目、提唱しているのが春山茂雄医師（医学博士）です。かつて、四〇〇万部という驚異的ベストセラーとなった『脳内革命』の著者として有名です。お会いしておどろきます。すでに七一才というのに髪は黒々で、どう見ても四〇代にしか見えません。

春山博士は「老化の大きな原因は、成長ホルモンの血中濃度の低下にある」という。

なるほど、成長ホルモンの濃度は一〇代をピークに急激に減少しています。成長ホルモンは、細胞新生をうながします。だから、赤ちゃんや子どもの肌はみずみずしい。成長ホルモンの分泌量こそ、若さのシンボルなのです。その成長ホルモンも中高年になると分泌量はピーク時の七分の一以下に激減します。

「だから、成長ホルモンの減少を防げば、老化も防げるのです」（春山博士）

◉ベルト加圧で成長ホルモン一〇〇倍

博士が提唱する成長ホルモン分泌を増やす方法は、じつにユニークです。

その成長ホルモン増大法は、三つあります。

(1)加圧トレーニング：成長ホルモン分泌をうながす物質が知られています。それは、乳酸です。乳酸は「筋肉が疲労する」ときできます。だから「疲労物質」とも呼ばれます。だから、成長ホルモンを増大させるには、まず乳酸を増加させなければなりません。

そこで、博士は自らが開発した「特殊ベルト」を取り出します。

たとえば、力こぶという筋トレをするとき、そのベルトを腕の付け根に巻きます。そうして、力こぶを作る。こうして……「圧力を加えていくと、血流が制限されて、筋肉内にできた乳酸も出ていきにくくなります。そのため、筋肉内の乳酸の量もどんどん増えます。すると、その刺激で成長ホルモンが大量に分泌されるのです」（春山博士）。

つまり次のメカニズム……加圧トレーニング↓特殊ベルト↓筋肉運動↓乳酸分泌↓乳酸大量蓄積↓成長ホルモン大量分泌↓老化防止効果↓〝若返り〟……。

「この特殊ベルトの加圧トレーニングを行うと、通常の一〇〇倍量の成長ホルモンが出ます」と春山博士は自信満々です。とにかく、三〇才は若く見えるその外見が、加圧トレーニングの〝成果〟を証明しています。

◉ヨガ・ポーズ、深い睡眠、瞑想の効用

(2)若い筋肉を作る：「若い筋肉は、一種のホルモン器官であることがわかってきました」

（春山博士）。これが、いわゆるマイオカインです。

「成長ホルモンは、若い筋肉を作るときに分泌が促進され、壊れた細胞を修復します。それで肌が若返り、血行促進され、老化防止します」(同)。

古い筋肉より、若い筋肉のほうが老化防止効果は高い。なら、どうしたら若い筋肉を増やせるのでしょう。

「筋肉は入れ替え制です。若い筋肉を作るには、まず古い筋肉を壊すことが必要です。それには、古い筋肉を伸ばして、〝振動〟を与えれば、かんたんに壊れてくれます」(同)。そのために博士は、ヨガのポーズをすすめます。これは、なかなかの着眼点です。

近年の運動生理学の研究で、ヨガ・ポーズをとると眠っていた筋肉が微細に振動して〝運動〟している様子が観察されています。つまり、〝ミクロの運動〟をしているのです。「ヨガ・ポーズで下半身の太い筋肉を〝壊す〟と効果的です」(同)。

(3)深い睡眠：「成長ホルモン分泌をうながすには『深い睡眠』をとることです。理想の睡眠脳波が出て、成長ホルモンが分泌されます」(同)。深い呼吸による瞑想も、同じように成長ホルモンを分泌させます。ヨガには〝若返り効果〟がある、といわれてきました。それは、医学的にもちゃんと立証されているのです。

若返る成長ホルモンを増やす３つの方法

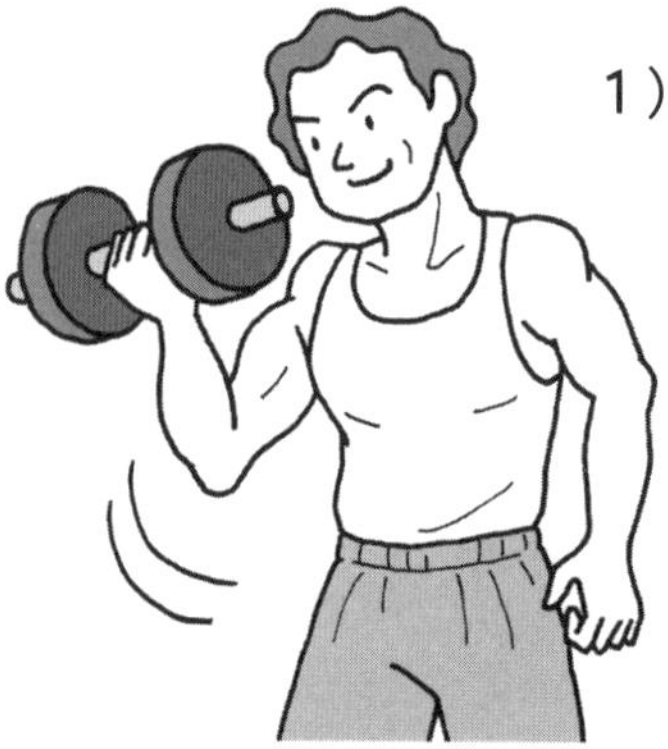

１）加圧トレーニング

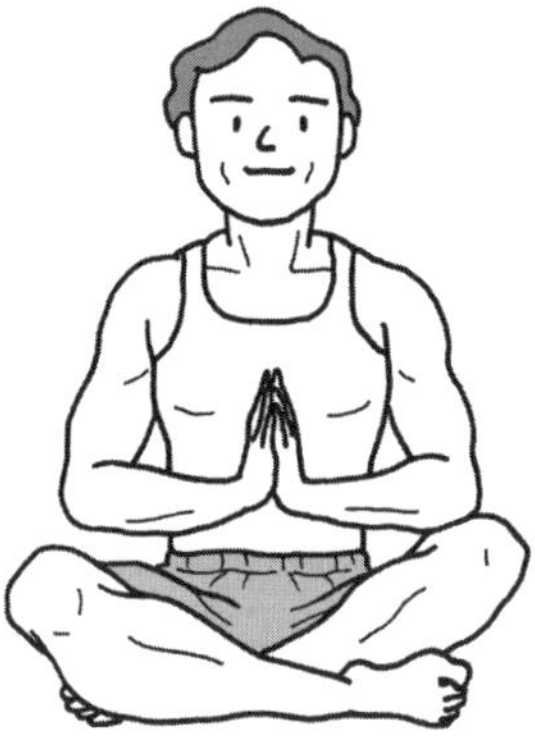

２）若い筋肉を
作るには
ヨガが最適

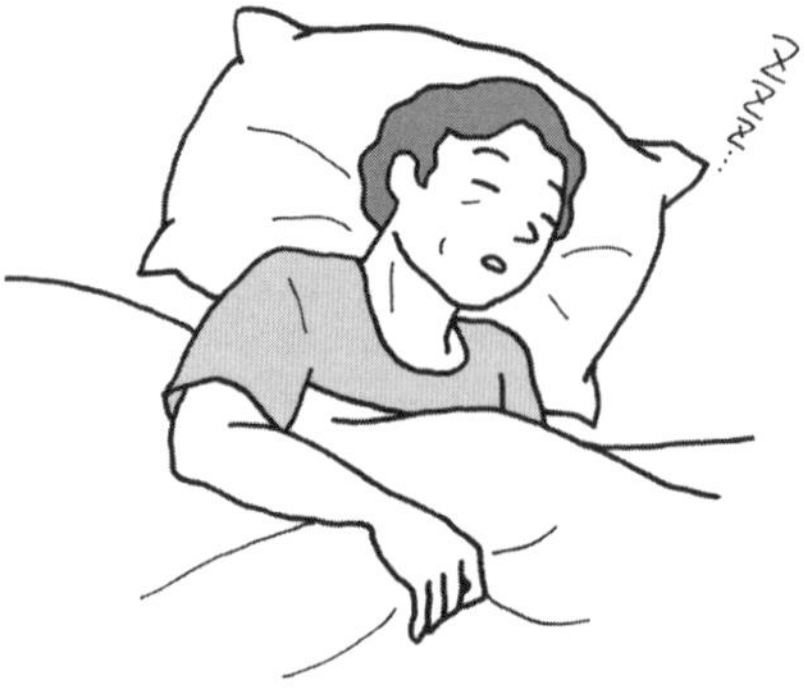

３）深い睡眠

第五章
筋トレでガン、糖尿病、心臓病、認知症も防げる

クスリを飲むな、病院に行くな、筋肉を動かせ！

25

医療大崩壊、九割消えれば人は健康に

人類の二人に一人は病院で殺されている

◉あらゆる病気は〝体毒〟から起こる

本章の見出し「クスリを飲むな、病院に行くな」には、首をかしげる人もいるでしょう。あなたは、クスリは病気を治すものだと、信じているはずです。それもとうぜんです。学校でも、そう習ったし、お医者さんもすすめます。テレビCMも、クスリの広告で溢れています。だから「クスリを飲むな」といわれれば、だれでも反発します。

まず、病気はどうして起こるのでしょうか?

西洋医学のお医者さんは、全員「わからない」と首を振ります。東洋医学のお医者さんはニッコリ答えます。「〝体毒〟から生じます」。こちらが正しい。

あらゆる病気の元は〝体毒〟です。過食、汚染など体の代謝能力以上の毒素が体内に残ったとき、それが病気を引き起こすのです。〝体毒〟は正常細胞にもたまります。

細胞は汚染された状態となり、そこにウイルスや細菌などが反乱して、炎症を引き起こします。このように病気の発生する原因はじつにシンプルです。

◉生体の毒反射を〝効能〟とかんちがい

さて、どんなクスリも毒物です。メーカーがうたう〝効能〟とは、体に〝毒〟が入ったときの生理的〝毒〟反射を「効能」とうたっているにすぎません。

生命には「生体恒常性維持機能」（ホメオスタシス）が備わっています。体に〝毒〟が入ると、体は、生き残ろうと〝毒〟に反射します。ある〝毒〟を入れたら血圧が下がった。それも生体がみずからを守るための生理的反射です。

ところが製薬会社は「これには血圧降下作用」があると大喜びして、それを血圧降下剤として販売し大儲けします。

クスリの〝効能〟とは、毒物反射にすぎない。それを知ってください。

〝毒〟反射は、血圧が下がるだけではありません。嘔吐、胃痛、下痢、発熱、発疹、肝臓障害……など、全身の臓器、組織が、その〝毒〟にみずからを守ろうとして反射します。

製薬会社は、これらを副作用とひとくくりにして、ほとんど無視します。

クスリには何十、何百という副作用（〝毒〟作用）があるのもあたりまえです。

◉薬物療法は病気を悪化させる

クスリは病気を治せない。その事実を証明します。風邪という「病気」では、発熱、咳、下痢などの「症状」が出ます。熱は体温を上げ病原体を殺すため、咳や下痢は病原体が出した〝毒〟を排泄するためです。だから、熱、咳、下痢は「病気」が治ろうとする治癒反応なのです。ところが、西洋医学は各々の「症状」を「病気」とかんちがいして、患者に解熱剤、鎮咳剤、下痢止めを投与します。これが「命の振り子」です。

薬物療法は、治癒反応で正常にもどろうとする振り子を、逆に押しもどしています。振り子を下に引っ張る力が自然治癒力です。薬物療法は、体が自然に治ろうとする症状(治癒反応)を押し返しています。つまり、自然治癒力を完全に妨害しているのです。だから「振り子」(病気)は、慢性化、悪性化して、最悪、患者を死なせてしまいます。

つまり、薬物療法は、病気を治すのではなく悪化させるのです。

◉医学の神は死神、病院は死の教会

そもそも病気は〝体毒〟で生じます。そこに、毒物である〝薬毒〟を加えるのです。〝体毒〟+〝薬毒〟で病気が悪化するのは子どもでもわかります。

しかし、エライ医学部教授は永遠に理解できないのです。〝毒〟に〝毒〟を足せば、その〝毒〟で患者は死にます。イスラエル全土で病院がストをしたら同国の死亡率は半減し、病院が再開したら元にもどりました。つまり、人類は二人に一人は病院で〝殺されている〟のです。

「現代医学の神は死神、病院は死の教会である」「評価できるのは一割の救命医療のみ」「九割の医療が地上から消えれば人類はまちがいなく健康になれる」(R・メンデルソン博士)。

26

検査、クスリ、病院、医者にサヨナラ！

現代医療を乗っ取った医療マフィア

◉ロックフェラーはクスリを飲まない

前出のメンデルソン博士の警句を、だれもが心に刻むべきです。

現代医学の腐敗と迷走は、〝近代医学の父〟ルドルフ・ウイルヒョウから始まります。

彼はベルリン大学学長ほか、さまざまな要職を歴任したドイツ医学界の首領《ドン》でした。

彼は「人体も所詮は、物体にすぎず、自然に治るなどといった神秘的力は、存在しない」と、自然治癒力を真っ向から否定したのです。そして「病気を治すのは、我々医者であり、医薬であり、医術だ」と「生命機械論」を唱え、ウイルヒョウ理論は、今も現代医学の中枢教義（セントラル・ドグマ）として君臨しています。それを全面的に庇護したのが、一九世紀から世界の医療利権を完全掌握してきたロックフェラー財閥です。むろん、世界を闇から支配する国際秘密結社フリーメイソンの筆頭です。医療腐敗の闇は、まさに底なしに深い……その事実に気づいてください。地球を支配する〝闇の勢力〟にとって人類は、人間の姿をした家畜同然です。ちなみに、世界の製薬・医療利権を、ほぼ手中に収め、莫大な利益を独占しているロックフェラー一族は、まったくクスリを飲みません。医者にもかかりません。かかるのは自然療法のホメオパス医師だけです。世界で約一〇〇〇兆円といわれる医療利権は、〝かれら〟にとっては、人類という〝家畜用〟なのです。

◉超長寿の五つの智慧で治す

本書で、筋トレや運動の効能を説いています。それこそが、自然治癒力を活かす、理にかなった方法だからです。ちなみに、わたしは検査は受けない。クスリは飲まない。病院には行かない。医者とは関わらない。この四原則で生きています。だから、六九才の今でも健康そのものです。同年配の中高年の方々に、一〇〇才をめざす病気知らずの健康法を伝授します。それは、①「筋トレ」②「少食」③「菜食」④「長息」⑤「笑い」です。

超長寿の五つの智慧。**万病はこれで治ります。くわしくは第八章で解説します。**

◉ガン治療、受けなきゃ四倍生きる

あなたが、いちばん恐れている病気はガンでしょう。だから、ガンと告知されたら、だれも迷わず病院に殺到します。これがまず大まちがい。「ガン治療を受けた患者の平均余命は三年、治療を拒否した患者は一二年六か月生きた」(米・カリフォルニア大学　H・ジェームズ教授)。なら、ガンと診断されても病院に行かなければいい。赤ん坊でもわかります。つまり、病院に詰めかける患者は、赤ん坊以下です。ガン治療を受けるとアッという間に死にます。それは、超猛毒の抗ガン剤で毒殺され、超有害な放射線で焼殺され、超危険な手術で斬殺されている。それだけの話です。政府が〝ガンで死んだ〟と公表している犠牲者の少なくとも八〇%は、ガン治療で虐殺されたのです。メディアも学界も政府も、このタブーの真実には、口を閉ざします。ガン患者一人約一〇〇〇万円の〝利権〟が消滅するからです。

●自然療法を弾圧した医療マフィア

二七一人の医者に「自分に抗ガン剤を打つか?」と聞いたら、二七〇人がNO!でした。医者は、ガン治療が患者を騙し、苦しませ、殺すだけ……ということを知っているのです。ガン治療を告発し続けている近藤誠医師は「医者は、やくざ、ゴロツキより質が悪い」「医者を見たら殺人鬼と思え」と唾棄《だき》しています。これは、残念ながら事実です。

医療殺戮《さつりく》は、ガン治療にとどまりません。糖尿病は食べなきゃ治ります。心臓病は菜食にすれば劇的に治癒します。うつ病の新型治療薬は自殺を一〇倍増やします。認知症など心の病も向精神薬の大量クスリ漬けが原因です。ファスティング(少食・断食)で、劇的に治ります。とうぜん、筋トレなどの運動療法も、目覚ましい効果を上げます。ヨガ、呼吸、瞑想も、極めて効果的です。これら自然療法、食事療法、心理療法、整体療法などを徹底的に弾圧して、医療から追放したのもロックフェラー財閥などの国際医療マフィアなのです。

27

運動でガンは三分の二に激減する

〝筋肉ホルモン〟マイオカインが劇的に治癒する

●ガンは血液浄化・患者延命の装置

それでは、本題にもどって、筋トレや運動が、どれほど病気の予防と治療に効果があるかを見てみましょう。

まず、だれもがかかりたくないガンについて――。これも、大いなるかんちがいがあります。まず、医者は「ガンと戦え!」といいます。これは、トンデモナイことです。

病気は〝体毒〟で生じる。この大原則を思い出してください。全身にたまった〝体毒〟は血液を汚します。すると、患者は敗血症を発症します。これは血液が腐敗する病気です。発症したら一週間以内に確実に死にます。体は、その最悪の事態を避けるため、体の中でいちばん弱った臓器を犠牲にして、そこに〝体毒〟を集めるのです。こうして、血液はかろうじてきれいになります。ここでガンの果たす二つの役割がハッキリします。それは(1)血液の浄化装置、(2)患者の延命装置です。敗血症で数日で急死するところを血液浄化し、数か月、数年と寿命を伸ばしてくれる。こんなありがたい存在はありません。

●健診で見つかるガンはガンじゃない

さらに、ガンという診断・告知もデタラメです。最後は細胞標本を病理医が顕微鏡で見てガンか否かを判定します。ところが「ガン細胞の定義がない!」(近藤医師)。

だから、病理医は「気分で決めているのです」「その証拠に朝、絶対にガンといった同じ標本を夕方には、ガンじゃない、と平気でいう」(同)。

さらに、仰天の告発をします。「外科から『怪しいのはガンにしといて』といってくる。だから、全部ガンにしてしまう」。近藤医師の最後の言葉は衝撃的です。「だから、健診で見つかる〝ガン〟はガンじゃありません。良性のがんもどきです」。

あなたは、絶句して声も出ないはずです。しかし、これが死神が支配した現代医学の真実なのです。だから、超有害な抗ガン剤、放射線、手術にすがるのは、「殺してください」と頼むのと同じです（参照、拙著『抗ガン剤の悪夢』『抗ガン剤で殺される』花伝社)。

◉運動でガンは三分の一に激減

ガンは血液浄化装置です。〝体毒〟が消えれば用がすんだので静かに消えていきます。ただ、それだけです。だから、〝体毒〟を出し免疫力を上げる「少食」「菜食」「筋トレ」「長息」「笑い」の五つの智慧が必要なのです。

筋トレ・運動も生命活性物質マイオカインを分泌します。だから、ガンに効果があるのはあたりまえです。

運動でガンを防ぎ、改善できることは、世界中の研究結果が証明しています。

「ラットの実験で回転輪で走るA『運動組』と、じっとしているB『非運動組』に分けると、運動をしないB群の大腸ガン発症率は、運動をするA群のじつに二・七倍。小腸ガンは、さらに多く三・三倍も発症していた」(米・健康財団 レディ博士らの実験)

レディ博士らは、他のガンを含めた全ガンでも比較しています。

その結果は、やはりガン全体でもA「運動組」の発ガン率は、B「非運動組」の三分の一だったのです。

◉運動不足は緩慢な自殺である

運動組と非運動組の発ガン率に、これだけ大差がついたのは、明らかにマイオカインによるガン抑制効果の結果です。運動しなければマイオカインは分泌されません。

マイオカインの効能に「ガン防止」「免疫力向上」などがあったことを思い出してください。それにしても、この実験結果は、運動不足の底知れぬ恐ろしさを突き付けています。

「運動不足は緩慢な自殺である」というヨガの警句が突き刺さります。運動や筋トレするだけで、若返りと生命活性のホルモン、マイオカインが分泌され、ガンのリスクを少なくとも三分の一に減らしてくれるのです。予防法は治療法ともいいます。ガン患者の治療にも運動療法は、大きな効果をあげるはずです。

28

筋トレで糖尿病は治っていく

超少食と筋トレ生活で、　糖尿病と無縁生活

◉筋肉が減ると糖尿病になる

「糖尿病は、筋肉減少病である」

研究者の指摘です。そもそも糖尿病とは、過食で栄養をとりすぎたため、代謝がまに合わず尿に栄養分（糖）が排泄される病気です。

なのに「筋肉が減ると、糖尿病になる」とは、いったいどういうことでしょう?

「糖尿病は、体内の過剰なブドウ糖を、『筋肉という工場』が消費できなくなったために起こる現象です」（筑波大学　久野譜也教授）

◉筋肉縮小で「工場」も縮小

血糖値を調整するのがインスリンの働きです。インスリンは、各筋肉に指令してインスリンを送り込み、血中ブドウ糖を吸収させます。こうして、血中ブドウ糖濃度は、正常値に保たれるのです。筋肉という「工場」に送られたブドウ糖は、そこで加工処理され、エネルギー源として消費されます。ここで、筋肉量が多いほど「工場」も大きくなります。それだけ多くのブドウ糖を消費できます。

ところが運動不足とか入院、寝たきりなどで、筋肉量が減ると、どうなるでしょう?

「いわば、加工処理できる『工場』が少ないのに、原材料（ブドウ糖）だけは次々に入っ

てくる状態です。筋肉や血液中は、もちろん、体内各所にブドウ糖という原材料が溢れかえることになります」（久野教授）

とうぜん、血糖値はびっくりするほど高めです。溢れた原材料（ブドウ糖）は、最後には尿にまで溢れ出てくるのです。これが糖尿病のしくみです。

◉ブドウ糖が溢れ、すい臓もダウン

問題は、それだけではありません。

ブドウ糖を筋肉に送り込む役目のインスリンも、「工場」は縮小しているのに、原材料（ブドウ糖）が、溢れかえる事態でお手上げです。いくらインスリンを分泌しても、まったく効果があがらない。ついに、インスリンを分泌するすい臓自体がくたびれてきます。そして、だんだんインスリンを分泌しなくなってくるのです。つまり、過剰労働に疲れはててしまったのです。

つまり(1)インスリン分泌量が低下する。(2)消費しきれないブドウ糖が溢れる。(3)血糖値がどんどん上がる。(4)糖尿病の症状が悪化する。

これが、糖尿病が悪化していくメカニズムです。

◉「運動不足」、「筋肉減少」も原因

現代、日本では糖尿病患者がうなぎ上りで激増しています。その最大原因は、いうまでもなく飽食です。しかし、いっぽうで運動不足つまり筋肉減少という〝大問題〟が隠れていたのです。

「五〇～六〇代になると、糖尿病患者が急増します。それは、この年代の筋肉量低下が、糖尿病増加を招いていた」(拙著『生き残る男は細マッチョ』主婦の友社)

むろん、糖尿病治療の根本は、過食を改め、少食にすることです。その他、筋トレで筋肉量を増やすことも有効なのです。逆にいえば、わたしのように超少食で、筋トレ生活を送っていると、糖尿病とはまったく無縁の生活を送れるのです。

◉病院には行ってはいけない

現代の糖尿病専門医はデタラメです。「糖尿病は治らない」「三食しっかり食べろ」「血糖降下剤とインスリンは死ぬまで打て」などメチャクチャ。また、原因についても「遺伝だから治らない」と嘘八百をいう。だから、病院に行ったらアウトです。

糖尿病の原因は五つです。(1)過食、(2)運動不足、(3)ストレス、(4)動物食(肉、牛乳など)、(5)白砂糖。この五つを改善すれば、糖尿病はいやでも治っていきます(参照、拙著『食べなきゃ治る!糖尿病』三五館)。

29

心臓病を克服した高齢ボディビルダー

介護も不要！　生活習慣病も逃げていく

◉ムキムキ鍛えて、介護追放!

世界中で中高年のボディビルダーが急増しています。

それは、むきむきマッチョな体型になりたい、というより、老後の健康管理でボディビルを選択した方が多いのです。

日本で高齢者にも門戸を開いて、ボディビルを普及させている組織がアメリカン・ヘルスクラブです。同クラブのキャッチフレーズは「筋肉管理は健康管理」。まさに、そのとおり。じつにわかりやすい。

クラブのHPを開くとメッセージが伝わってきます。

「アメリカでは、おばあさんも健康管理のため、当然のようにボディビルを行っています」

「高齢者も自分の努力で、体を鍛えて、介護追放!生活習慣病を追放しよう!」

これには、家でゴロゴロのお父さんは、耳が痛いでしょう。

◉最悪状態の血液が全身に流れ

「生活習慣病と診断された多くの方は、体力を使わないストレスの多い仕事、ヒマさえあればタバコを吸って、夕方から夜中まで酒を飲みながら高カロリーの物を食し、酒の勢いで寝て、ボーッとしながら通勤、休みの日は家でゴロゴロ……」(同HP)

いやはや、ここまでズバズバ書くとじつに痛快です。まさに、日本のくたびれたお父さんの姿が、目に浮かんできます。

きびしい指摘と警告は、まだまだ続きます。

「こんな生活を長年続けている人の関節は、サビついたように硬く、筋肉は硬くやせ細り、血液の流れは悪く、過食で疲れきった内臓……。こんな状態で、酒、タバコを愛飲すれば、最悪の状態の血液が全身に流れ、いろいろなところにまちがいが生じてきます」「このような人は肩こり、腰痛、慢性疲労など、回復しない症状を感じています。高血圧、高中性脂肪血症、脂肪肝などと診断されるはずです」「大きなストレスを受ければ、すぐに人生の〝終止符〟を打たねばなりません」（同）

ここまで日本人の不健康をズバリ指摘した文章も珍しい。すべてが、的を得ています。

◉筋肉動かし健康＝体力を増強

五〇代・六〇代どころか、四〇代で倒れる〝企業戦士〟も増えています。それは、明日は我が身。けっして、他人事ではありません。

同クラブの呼びかけに共感します。その目的が外見のマッチョなボディビルではないことが、真摯《しんし》な呼びかけから伝わってきます。

「私たちの体は、太古の昔より、筋肉を動かせば、健康、体力の増強ができるように進化してきたのです。いくら良い薬やサプリメントをとっても効果ありません。まず、筋肉を動かすことが一番です」「運動で血液が正常になれば、何もかもすべてが良くなる!」(同)。

ボディビル運動の効用は――。①筋肉が増強、②内臓の強化、③関節がスムーズに、④心肺機能アップ、⑤血液が正常に、⑥神経の働きがよくなる、⑦骨が強化される――。

◉心臓病克服した七五才肉体美

さて――。論より証拠。同クラブで心臓病を克服した方を紹介しましょう。

七五才の谷房美さん。かつて、糖尿病が原因の心筋梗塞で大手術を経験している。一念発起して、ボディビルを始め、死の淵から生還したのです。まさに見事というしかない、素晴らしい肉体。とても心臓病を患った方には見えない。

ある七九才の女性も、人工関節の手術の後、テレビばかり見て、まったく体を動かさない生活でした。そんなとき、偶然に喫茶店で同クラブ代表の西川稔氏と出会い、運動の大切さを力説された。その触発で、ボディビルに挑戦することを決意。クラブ会員となった。スタートしてから三か月後から、往復約一キロの道のりを元気に歩いて毎日ジムに通っている。最近では声まで元気になって「また海外旅行に行きたいなぁ」と元気ハツラツ。

30

筋トレは認知症も吹っ飛ばす

アルツハイマーが三分の一に！

◉強い筋トレほど認知症は激減

「筋トレは、認知症リスクを約三分の一に減らす」

あなたは、信じられますか? それを証明するのが(グラフI)です。

実験は、運動強度の程度を一〇段階に分け、運動させた後に、アルツハイマー発症リスクを比較したものです。

左は「もっとも強い運動一〇%組」。右は「もっとも弱い運動一〇%組」。

その結果、「もっとも弱い」運動をしたグループは、「もっとも強い運動」をしたグループよりアルツハイマー発症リスクは二八〇%も高かったのです。

これは、できるだけ強い運動(筋トレ)をすると、認知症発症リスクが激減することを証明しています。

◉古代の狩猟民族のDNA回路

人間の脳回路には、もともと①「運動」→②「食物」→③「学習」→④「記憶」という情報のつながりが組み込まれています。これは、古代、狩猟民族だったときのDNA回路が、残っているのでしょう。古代人は、腹が減っても、獲物を追って仕留めないと、空腹は満たされません。だから空腹になるほど俊敏になり、感覚は研ぎ澄まされるのです。

（グラフⅠ）

●筋トレは認知症リスクを約三分の一に減らす

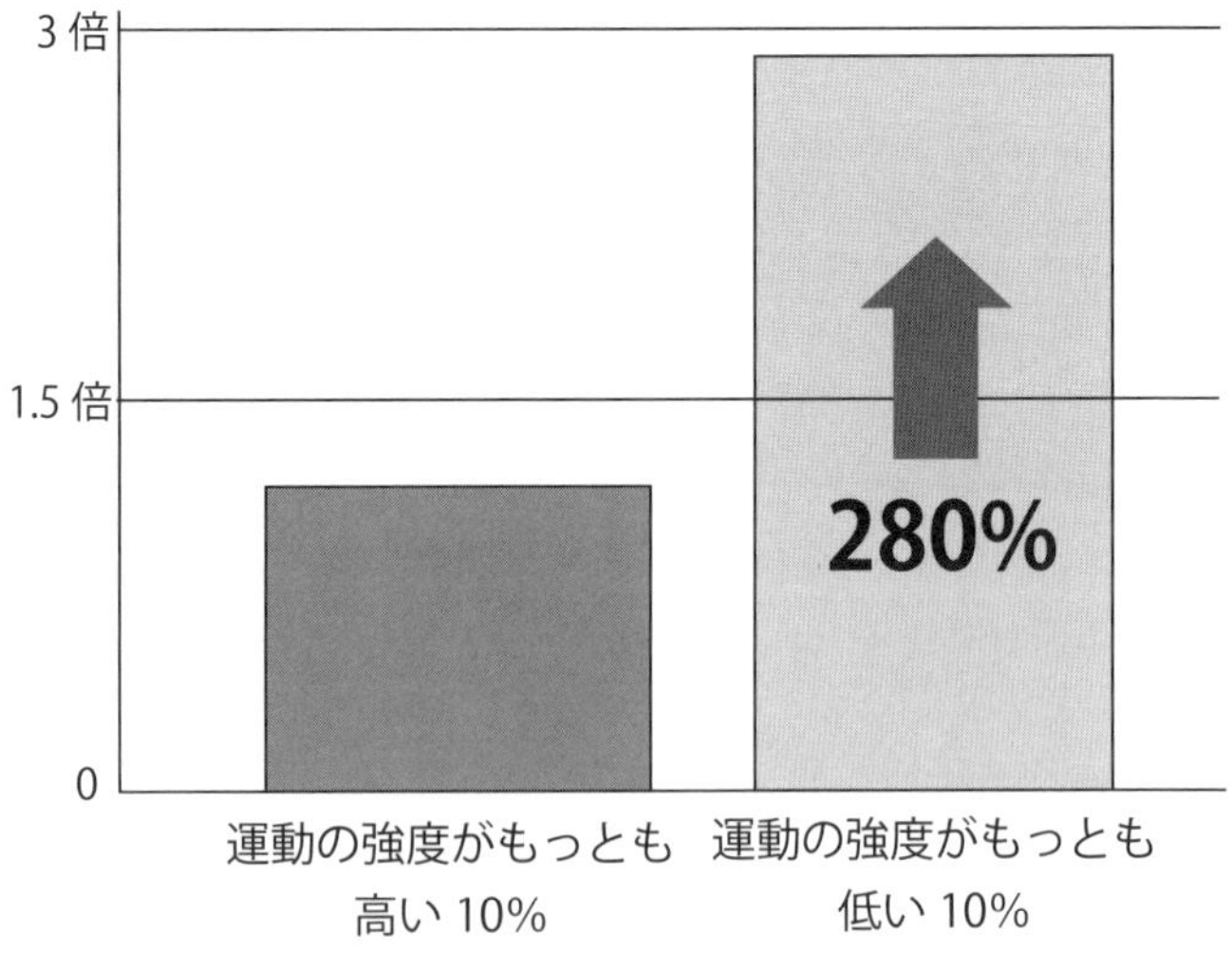

これはファスティング（少食・断食）するほど運動能力や直感が高まることの説明になります。獲物を仕留めた後は、どこで獲物を見つけたか学習し、記憶します。

古代人が生き残るには、この運動から記憶の流れが不可欠だったのです。

だから「空腹」かつ「運動」が、もっとも「学習」「記憶」の能力を高めるのも理解できます。このサイクルの中で「運動」が欠落したら、脳発達サイクルが、うまく機能しません。すると、「廃用性萎縮」の原理に基づき、脳は退化し、萎縮していくのです。

現代人に認知症やアルツハイマーが急増しているのは、この脳発達の四段階サイクルのうち最初の「運動」が欠落しているからでしょう。文明は、現代人から「運動」を奪ったのです。現代人には、かつての古代人のように野生の血をたぎらせて野山を走り回る活力が必要なのかもしれません。

◉筋トレは脳発達を加速する

認知症リスクの低い人は脳機能が高く、リスクの高い人は脳機能が低下しています。それを証明するのが神経物質ＢＤＮＦという脳細胞の成長促進物質です。筋トレや運動をすると脳への血流が増大するとともに、脳細胞の成長剤であるＢＤＮＦが分泌され、それが脳の成長をうながすのです。この脳の発達が記憶力や学習能力さらに創造力を高めます。

認知症やアルツハイマーが、脳細胞が破壊され、脳が萎縮していくのとは、まったく逆です。筋トレは、この脳発達を加速するのです。

最新科学研究は、運動の五大メリットを立証しています。

(1)炎症を抑える(免疫力が高まる)。

(2)インスリン感受性を高める(代謝促進、肥満防止)。

(3)血糖コントロールを改善(糖尿病を治癒)。

(4)記憶中枢を増大させる(海馬の発達、学習向上)。

(5)ＢＤＮＦ(神経栄養因子)を増やす(頭がよくなる)。

筋トレ、五つの効能のうち二つが脳へのメリットなのです。

脳の発達を左右するのは、脳細胞成長因子ＢＤＮＦであることがわかります。

そしてＢＤＮＦは、明らかに筋トレ、運動が活性化し、脳を発達させるのです。

ここで「筋力」＝「脳力」の謎が、ハッキリ証明されました。

だから、筋トレをすることは、認知症やアルツハイマーに効果があるだけではなく、他の〝心の病〟であるうつ病、不安症、神経症などにも著効を発揮するのは、まちがいありません。

運動すると
5つのメリットがある！

1）免疫力が高まる！
2）太らない
3）糖尿病が治る！
4）記憶力がよくなる！
5）頭がよくなる！

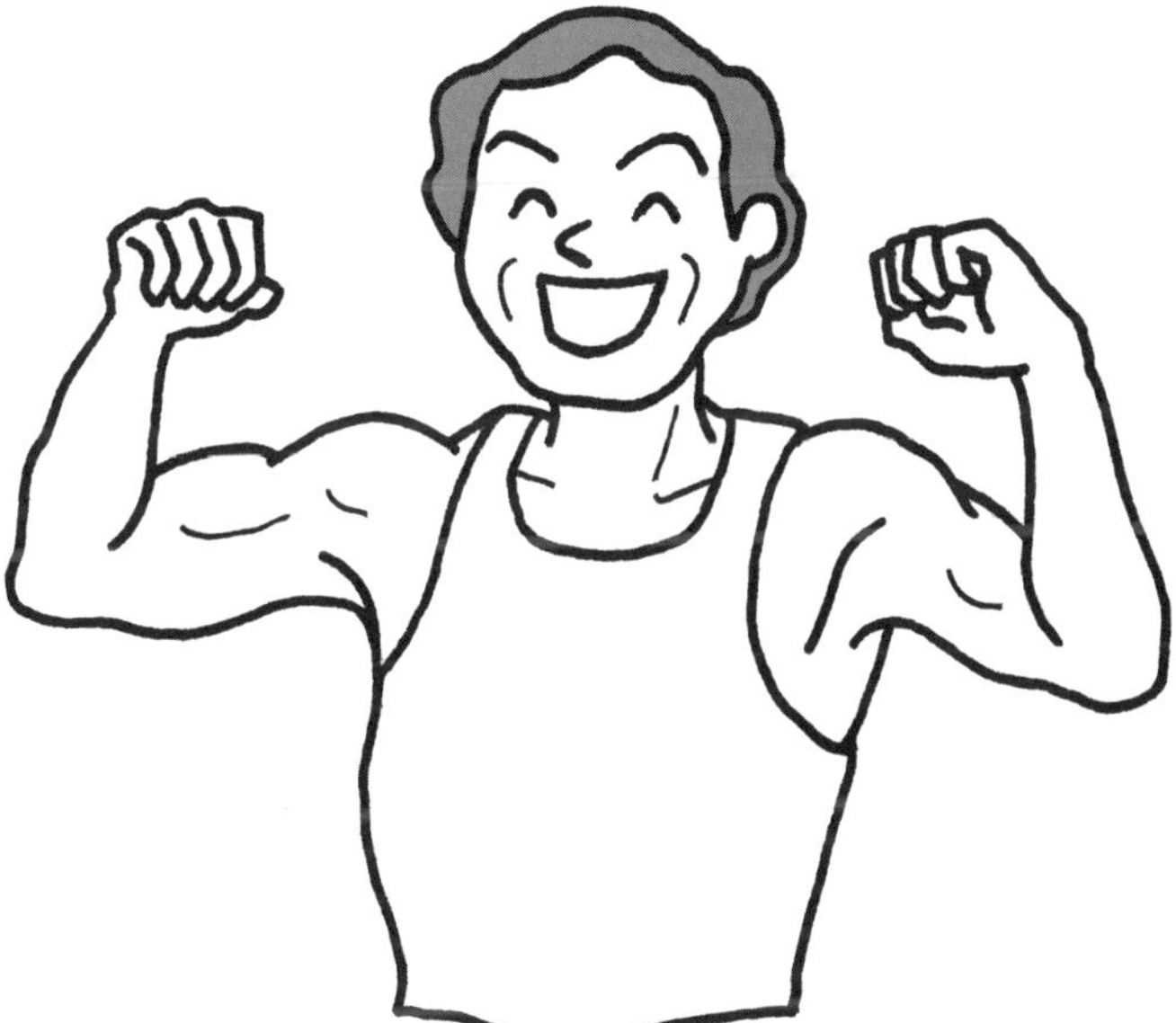

年をとっても筋トレでこれだけ
ムキムキになれます！

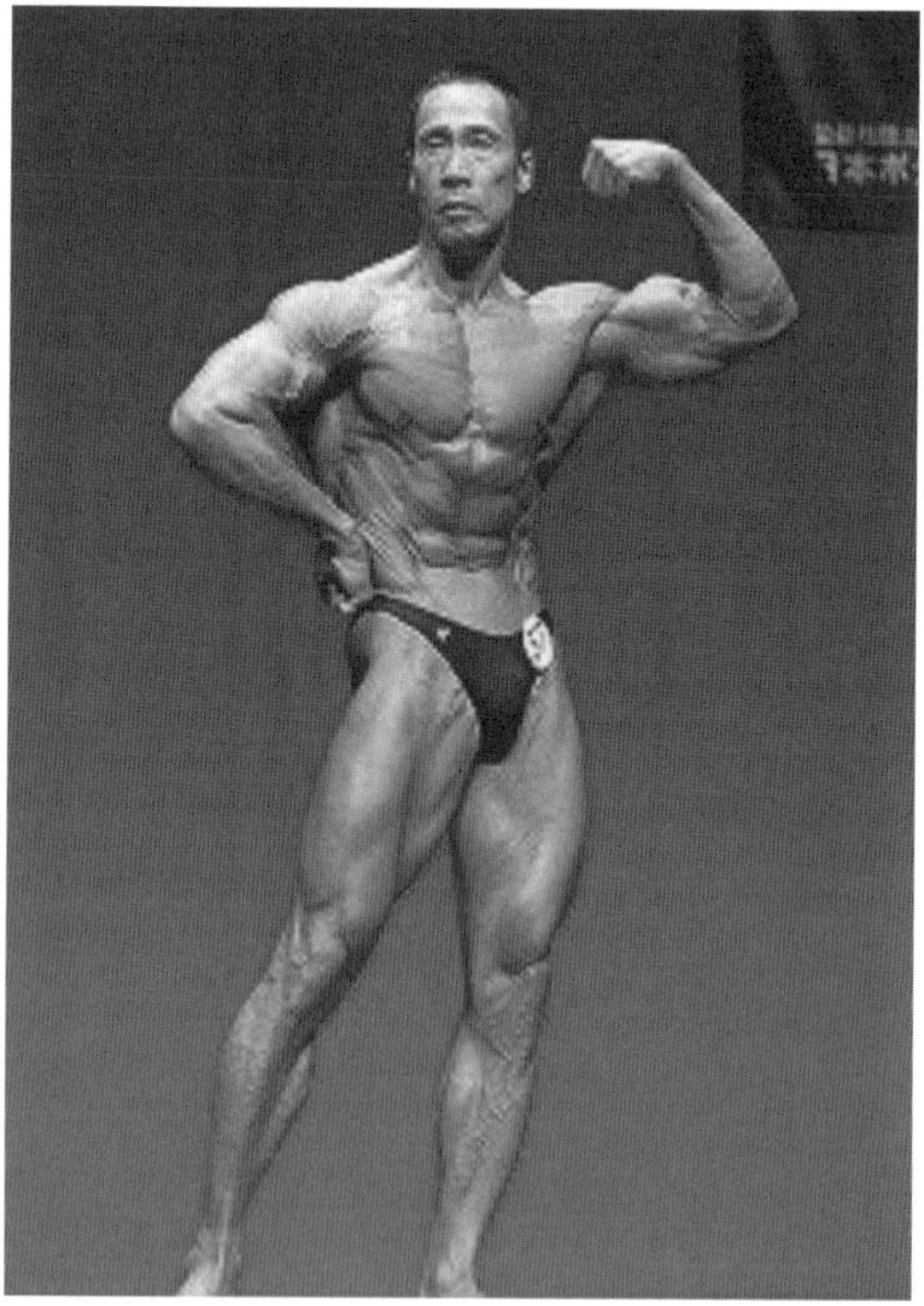

出典　日本マスターズボディビル：「IRONMAN BLOG」

第六章
なぜ、日本の寝たきり老人は欧米の五〜八倍か？
アメリカに一〇〇才超えが日本の三倍もいるわけ

31

「痛み止め」は、絶対飲んではいけない

CMに乗せられ、いたちごっこで地獄行き……

◉「痛み」などの「症状」は治癒反応

「痛み止めは、医者がすすめても断りなさい」

こう断言するのは安保徹博士。免疫学の世界的権威です。著書『「薬をやめる」と病気は治る』（マキノ出版）は、まさに必読です。

医者は、痛みを訴える患者に、気楽にこういいます。「『痛み止め』を出しておきましょうね」「ハイ、お願いします」。これが病院でふつうに見られる会話です。

「痛み止め」のクスリは、正式には消炎鎮痛剤といいます。

安保博士は「痛み」という症状は、病気が治ろうとしているサインである、という。つまり、「痛み」は治癒反応なのです。風邪を引いたときの「発熱」「咳」「下痢」なども治癒反応です。

たしかに、患者には辛い反応です。しかし、それは病気が治るためには必要なことなのです。だから、一過性です。ところが、現代医学は「病気」が治ろうとする、たんなる治癒反応の「症状」を〝病気〟とかんちがいしています。

そして、「症状」が消えれば「病気」が治った（!?）……と錯覚しているのです。

◉「血流」「知覚」「発熱」で病気を治す

「病気」を治すつもりで「症状」という治癒反応を攻撃しているのです。

治癒反応を妨害すれば、「一過性」の「症状」は長引き、慢性化し、悪化します。

「症状」を「病気」と錯覚している……これは、現代医学の致命的あやまちといえます。

とくに消炎鎮痛剤は治癒反応を妨げるだけではありません。安保博士が「痛み止めは、ぜったい飲んではいけない」と断言するのは、その先に恐ろしい副作用があるからです。「消炎鎮痛剤は、血流を止め、組織破壊をうながし、万病の原因になる」（同博士）。

痛みの原因物質は、プロスタグランジンという難しい名前の成分です。この物質は①血管を開き、②血流をうながし、③知覚神経を過敏にし、④発熱作用があります。

◉「痛み」は食うな、動くな、寝てろ

そもそも、生体はなぜ「痛み」を感じるのでしょう？　それはケガをしたとき、炎症など病気を起したときに感じます。炎症とは、弱った臓器で増殖した細菌やウイルスなどを免疫細胞が攻撃したときに発症します。攻撃に使われるのは〝活性酸素〟の火炎放射器です。その炎を浴びせて反乱を起こした病原菌などを焼き殺すのです。そのとき、炎は自らの細胞や組織も炙ります。だから発熱、痛み、腫れなどの「症状」が出るのです。だから「炎」の「症」と書くのです。ほとんどの病気は「××炎」と書かれることに気づくでしょう。だから「炎症」には、必ず「痛み」がともないます。

それは、免疫細胞軍がウイルスなど反乱軍と戦っていますよ、というサインなのです。まさに治癒反応です。「痛み」は辛いものです。しかし、それは「今、免疫細胞が修復しているから、食べず、動かず、休んでいなさい」という体の指令なのです。とくに「食べるな」（断食）は大切です。消化吸収エネルギーが治癒回復エネルギーに転化され、急速に「病気」「ケガ」は治っていきます。「食べないと治りません」という現代医学、栄養学は、根本からまちがっています。「食べるから治らない」のです。

◉クスリは血流を止め神経をマヒさせる

消炎鎮痛剤のメカニズムはシンプルです。その毒性により「痛み」を起こす生理物質プロスタグランジン生成を阻害するのです。この物質の①血管拡張、②血流促進、③神経過敏、④発熱作用……は、どれも病気を治すために不可欠な反応です。血流を盛んにして血液・酸素・栄養を傷んだ部分に送り込んで、自然治癒を促進します。

ところが、消炎鎮痛剤は血流を止め、治癒を妨害する作用しかありません。葬式などで正座の足がしびれた経験があるでしょう。血が止まり知覚神経がマヒしたのです。「痛み止め」も同じ。「クスリをやめると血流再開で痛みがぶり返す〝いたちごっこ〟になります」（安保博士）。

32

「フェイタス」「バンテリン」もいらない！

治癒を妨げ、症状は悪化、ガンへの一里塚――

◉〝痛み物質〟こそ〝治癒物質〟だ

「痛み」の原因物質プロスタグランジンは、じつは血流改善で治癒反応を促進し、「病気」を治す大切な働きがあります。しかし現代医学は、この物質を目の敵にし、本来〝毒〟の「痛み止め」で総攻撃します。そうして消炎鎮痛剤は、血流を止めてしまう。「血流障害は、全身の細胞の活力を奪い、さまざまな病気を招きます」「なかには血流が途絶えてしまうために冷えや耳鳴り、めまい、頭痛、腰痛を併発している人が少なくありません」(同)。

頭痛や腰痛を治すため飲んだクスリで頭痛や腰痛になる……! もはやブラックジョークです。さらに、痛み止めは「長期使用にともなって、自律神経のバランスも乱れてきます」(同)。なぜなら痛み物質プロスタグランジンには「交感神経の緊張を抑え」生命力を高める作用があります。まさに、〝痛み物質〟こそ〝治癒物質〟だったのです。

「痛み止め」で、この〝治癒物質〟の産生を抑えると「交感神経は積極的に(毒性ホルモン)アドレナリンを産生するようになり、それに連動して顆粒球が増加し、活性酸素が大量発生し、組織破壊が進みます」(安保博士)。〝痛み物質〟は「××炎」という「病気」を治癒させる働きがあります。〝痛み〟も「辛いでしょうが、組織を修復するためにはどうしても必要なプロセスなのです」(同)。

現在、高齢化にともないヒザの痛み、腰の痛みなどに悩む人が急増しています。製薬メーカーが、そこにつけ込み、「辛い痛みにフェイタス！」とか「痛みにバンテリン」など、痛み止め医薬品ＣＭが盛んです。新聞も「辛いヒザの痛みに」とクスリ広告が溢れています。これらのクスリが辛い痛みを〝治してくれる〟と信じるのもとうぜんです。しかし、「痛みの原因」を治す効果はいっさいない！　それどころか「痛み」の原因根治のための血流を妨げる。つまり治癒を妨げ悪化させる〝効能〟しかないのです。

◉万病から最後はガン地獄が待つ

「このような作用をもつ消炎鎮痛剤を、たとえば腰痛に使い続けたらどうなるでしょう？」。安保博士も問いかけます。「腰が痛い↓消炎鎮痛剤を使う↓腰の痛みがぶりかえす↓消炎鎮痛剤……という繰り返しは……交感神経の緊張↓顆粒球の増加↓血流障害↓組織破壊……という流れを作ります。同時に、副交感神経の抑制↓リンパ球の減少↓免疫力低下……という最悪のサイクルができあがります」。

さらに悪夢は続きます。「結果は……高血圧、糖尿病、不眠症、便秘、頭痛など新たな病気が次々に上乗せされていきます。それを抑えるため医師は、降圧剤、経口糖尿薬、睡眠薬など新たな薬を処方します。こうして、終わりのない対症療法が始まるというわけです」(同博士)。血流不全で最後に待つのはガンです。痛み止めはガンへの一里塚なのです。

◉命に関わる副作用もゴロゴロ

「痛み止め」自体の副作用も恐ろしい。

①「フェイタス5・0」(久光製薬):副作用は、接触性皮膚炎、アレルギー性皮膚炎、チアノーゼ(唇が紫)、悪心、鎮痛剤ぜんそく、ショック、冷汗、血圧低下、全身発赤、顔・喉の腫れ、めまいなど。痛みをごまかしても、これだけのリスク……。

②「バンテリンコーワ液S」(興和):成分インドメタシンが血流を止め知覚神経をマヒさせます。切れると血流が再開し、激しい痛みがぶり返します。すると、また塗る……の悪循環に陥りがちです。「添付文書」の副作用警告は「発疹、発赤、かゆみ、腫れ、ヒリヒリ感、熱感、乾燥感……」。

③「ジクロテクトPROローション」(大正製薬):成分ジクロフェナクナトリウムは専門書『副作用報告一覧』で最多二一〇六件もの副作用! もっとも怖いのはスティーブンス・ジョンソン症候群(SJS)。皮膚が溶けて約四割が死亡。アナフィラキシーショック、肝臓障害、急性腎不全……など命に関わります。痛み止めで命を落とすこともあるのです。

33

アメリカには一〇〇才以上が三倍いる！

筋トレ習慣で、人生の明暗が分かれる

◉一〇〇才超もアメリカは元気、日本は要介護

「日本人の平均寿命は世界一だが、アメリカには一〇〇才以上の数は人口比で約三倍もいる！」。アメリカン・ヘルスクラブ代表、西川稔氏（前出）は衝撃的な事実を明かします。「さらに興味深いのは、日本の一〇〇才以上は、ほとんどが要介護なのにたいし、アメリカでは、自分でコーヒーをいれたり、新聞を取りに行ったりなどの生活ができる人が多くいる……」

この日米格差の理由は、いうまでもありません。なるほど、アメリカは病人大国です。先進一六か国（ＯＥＣＤ）で平均寿命は最低、おまけに医療費は最高なのです。しかし、これはアメリカ人全員ではありません。少数のインテリ層は、食事の大切さ、運動の重要さを自覚しています。彼らはジム・トレーニングなどを積極的に行っています。つまり、一部のアメリカ老人には筋トレ習慣がある。日本の老人にはまったくない。

その筋トレ人口の格差が、一〇〇才以上の人口格差につながったのです。

そして、日本の高齢者は、男女ともに残り一〇年前後は、要介護として老人ホームなどで弱々しく過ごします。他方、アメリカの百寿者は、自分の身の回りの世話は自分でできる。まさに、これが自助自立そのものです。

◉六〇、七〇才超えても四〇才の容姿

「アメリカでは、五〇年前より、『ボディビルが医療によい』ことが理解され、一九七八年から『ヘルシー・ピープル二〇〇〇』キャンペーンを国をあげて行い、運動と私生活を正し、医療費急増を阻止している」「練習を欠かさず続けている人たちは、六〇才、七〇才を超えても、四〇才の頃の容姿を維持し、若者と一緒に働いている人がたくさんいます」（西川氏）

日本でも、高齢者でボディビルやジムトレに励む人が増えています。これは、じつに喜ばしいことです。ただし、過ぎたるは及ばざるがごとし。体を傷めるほどのやりすぎには注意すべきでしょう。もっとも気をつけるべきはサプリメントです。よく筋肉を付けるために動物性たんぱくがすすめられます。これは植物たんぱくにすべきです。「動物たんぱくは史上最悪の発ガン物質」（コリン・キャンベル博士）という警告もあるほど。とくに、肉類はやめるべき。肉食は腸内で悪玉菌を繁殖させ、インドール、アミン類など発ガン物質を生成します。肉食者の大腸ガン死は菜食者の四～五倍です。これはもう常識です。

◉何才からでも筋肉量は増やせる

『筋トレをする人が10年後、20年後になっても老けない46の理由』（毎日新聞出版）とい

う長いタイトルの本があります。著者は久野譜也教授（筑波大学大学院）。

これは、筋トレのガイドブックとしておすすめです。

「筋肉は『かけがえのない財産』。筋トレの運動習慣があるかないかで、人生の明暗がわかれます」（久野教授）。まさに、そのとおり！「筋肉は老化の流れに抗う臓器。どんなに年をとってからでも、トレーニングで鍛えれば量を増やすことが可能です」（同）。

◉一〇〇才から鍛えた金さんの筋トレ

ここがポイントです。あなたは、「金さんの筋トレ」というエピソードを知っていますか？

かつて金さん、銀さんという可愛い一〇〇才以上のおばあさん姉妹が国民的アイドルとなったことがあります。そのとき、じつは金さんは車椅子で歩けなかった。しかし、妹の銀さんが歩くのを見て一念発起、両足の筋トレを始めた。そして、ついにスタスタ歩けるようになった！

つまり一〇〇才を超えても筋肉は鍛え、増やすことができるのです。

「筋肉という財産をしっかり蓄えていれば、『寝たきりコース』を『健康長寿コース』へと切り換えることができる」「ニューヨークのエリートはなぜ筋トレを日課にしているのか」「かしこい人は、若いうちから『自分の筋肉』に投資します」（同）

34

「若い」「老けた」は筋トレで決まる

疲れやすいはエンジンの〝容量〟不足

◉筋肉は年に一%ずつ減っていく

なぜ、筋肉を鍛えなければならないのか?

わたしたちの筋肉量は三〇代以降、年に一%ずつ減り続けているからです。

「三〇%、四〇%と筋肉量が減ってきて運動量や体力の低下が進んでくると、寝たきりや要介護になるリスクもぐんと高まります」(同)

つまり、人生でまったく運動グセのない人は、筋肉が減るいっぽうです。そんな人は三〇、四〇代でも、すでに「寝たきり予備軍」です。

久野教授は、さらに警告します。

「甘く見て、筋肉をつけずにいると、先々、大きな後悔をするハメになります。とりわけ女性のみなさんは気をつけておいたほうがいいでしょう」

その理由は「女性のほうが寝たきりになりやすい」。それは骨密度が低下するからです。

「筋肉は骨とちがって、鍛えれば、鍛えるほど増えます。筋肉を増やして多くの刺激を骨に与えていけば、骨がもろくなるペースを遅らせることができるのです」(同)

一般には、いまだ、筋トレというと「ムキムキの筋肉マニアがやるんでしょ!」と冷笑するむきもあります。そうではありません。筋トレは、人生をまっとうに生きるために不可欠なものなのです。ヨガの教訓「運動不足は緩慢な自殺である」を胸に刻んでください。筋トレをしない、とは――緩慢な自殺を行っている――ことに等しいのです。

◉波平・フネさん派vsひろみ・聖子さん派

「あなたは、波平さん・フネさん派か、ひろみさん・聖子さん派か?」

前者はサザエさん一家、後者は、いうまでもなく郷ひろみさん、松田聖子さん。同じ六〇才前後で、老け方にこの大差……。郷ひろみさん、松田聖子さんが筋トレ、ジム通いなどでシェイプアップしていることは有名です。

「筋肉量をキープしてきたか、それとも、筋肉量を落としてしまったか、のちがいが大きな格差となって現れているのです」(久野教授)

同教授は、筋肉とは〝生命エネルギーの工場〟といいます。

「それは、一〇年一〇%の割合で減り続けています。なにもせずにいれば、〝工場〟の数が年々減って生み出される活力エネルギーが減少していくのです」(同)

◉「動かない」は即「死ぬこと」である

なるほど、老化は生命の宿命です。だれでも、避けることはできません。

「……でも、筋肉だけは別。どんなに年をとろうとも、筋肉はトレーニングをすればした

だけ量を増やしたり、機能を高めたりします。筋肉だけがおとろえ行く流れに果敢に逆らっているんですね」(同)

ここでも——楽あれば苦あり、苦あれば楽あり——の哲理が生きています。

人間どうしてもラクをしたい、と考えがちです。しかし、人間も動物……つまり「動く物」。ここが植物とちがうところ。つまり「動かない」即「死ぬこと」を意味します。

◉疲れる、つまずくも筋肉不足から

「どうも疲れやすい……」。そんな現代人が増えています。久野教授は、その原因をズバリ指摘します。「それは、あなたの〝排気量〟が落ちてきたから……」

〝排気量〟とはエンジンのパワーつまり〝筋肉量〟です。

「筋肉が付いてくると、着実に『疲れ方』がそれまでとちがってくる……」

さらに「〝最近、つまずきやすくなった〟は、筋肉が発しているSOS」。そして「女性に多い冷え性は、ふくらはぎの筋肉量低下による」という。「ふくらはぎの筋肉量が落ちて筋ポンプがうまく働かなくなると、疲労物質が心臓のほうへもどらず、代謝されないまま下半身にいすわる」ことが原因なのです。つま先立ちを一〇回繰り返すなど筋トレをクセにしましょう。

35

さあ！背筋シャキッと力こぶ

胸をはれ、背中を伸ばせ

◉使わなければ「廃用症候群」

筋トレというとジムに通うのも大変だ……と、ため息をつくお父さんもいるでしょう。そんな人でも、いま両腕に力こぶなら、すぐできるでしょう。ほら、やってごらんなさい。ありゃあ、貧相な上腕筋だわ……とがっくりしない。だれでも、最初はそうです。

体は「動かしていない」部分からサビつき、退化するのです。上腕筋だけではありません。あなたのお腹はぽっこり出ていませんか。腹筋も退化しているのです。猫背だったら背筋もおとろえています。両脚も細くなっていれば、知らないうちにおとろえているのです。

それが「廃用症候群」です。使わなければおとろえる……。▼筋肉を使わない↓筋肉がおとろえる。▼関節を動かさない↓動きにくくなる。▼体を動かさない↓心肺機能がおとろえる。▼頭を使わない↓ボケ始める。▼男性諸氏にED（性的不能）が増えています。それもSEXをしないからです。日本の寝たきりはアメリカの五倍、欧州の八倍です。

『死ぬまで寝たきりにならない体をつくる!』（すばる舎）の著者、宮田重樹医師（整形外科医）は、こう断言します。「人間の体というのは本来、六〇才や七〇才ていどでは、まだまだ衰弱しないようにできている」「加齢とともに体のすべての機能が一様に低下していくのではなく、体の中で使われていない機能が劣化していくのです」

（図J）

「姿勢」の矯正

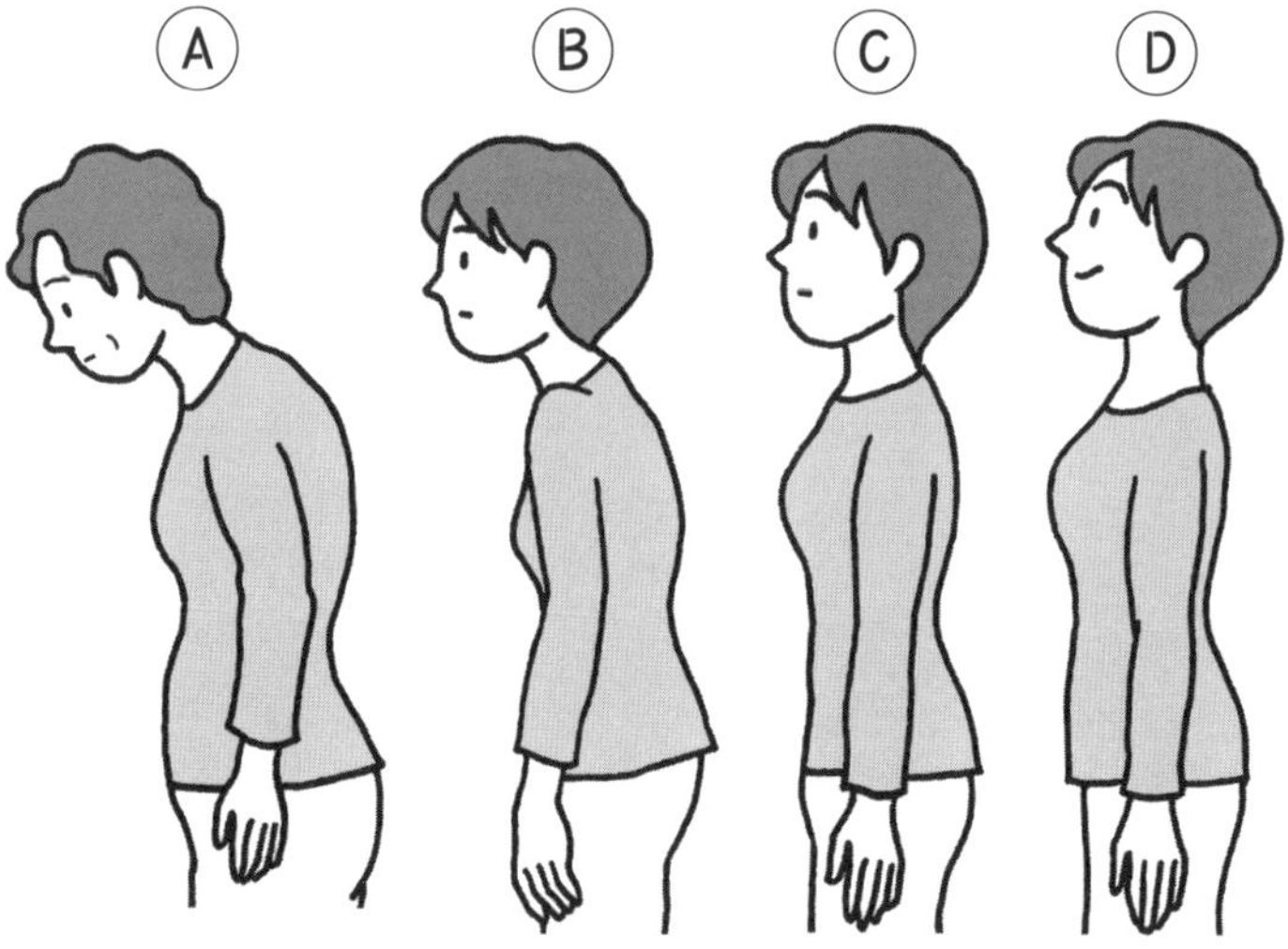
一般的なお年寄り
背中がまがり、
重症の場合は腰もまがっている
一般的な日本人の姿勢
猫背
お腹を引っ込める
胸をはって頭で天をつく

胸をはり、背筋を伸ばして

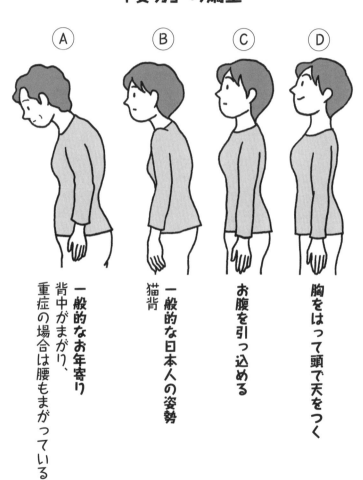

◉胸をはり、背筋を伸ばして

筋肉を鍛える前に、やることがあります。

(1)**姿勢を正す**：それが「姿勢」の矯正です(図J)(出典：『死ぬまで寝たきりにならない体をつくる!』)。

一番左Aは、よく見るお年寄りの姿勢です。筋肉、骨力の低下から背骨の圧迫骨折が進んで脊椎変形を起こしています。重症になると腰まがりの後彎症になります。Bは一般的な日本人の姿勢。やはりお腹が前に出ています。まずCのようにお腹を引っ込め、Dのように胸をはって、頭で天をつくようにします。

(2)**力こぶ筋トレ**：この姿勢で両腕の力こぶに思いっきり力を込めます。アイソメトリックスの「勝者のポーズ」です。筋肉の最大負荷八〇%以上、最低五秒以上をめざします。

◉五つの筋肉に同時に力を込める

(3)**腰・脚も筋トレ**：同時に以下の五つの筋肉にも力を込めます。

①**大腰筋**：体の奥底にあるインナーマッスル。背骨と左右の大腿骨をつないでいます。つまり、上半身と下半身を連結している。人間が直立歩行できるのも、この大腰筋のおかげです。寝たきりになると、この大腰筋がおとろえ、立てなくなります。

五つの筋肉に同時に力を込める

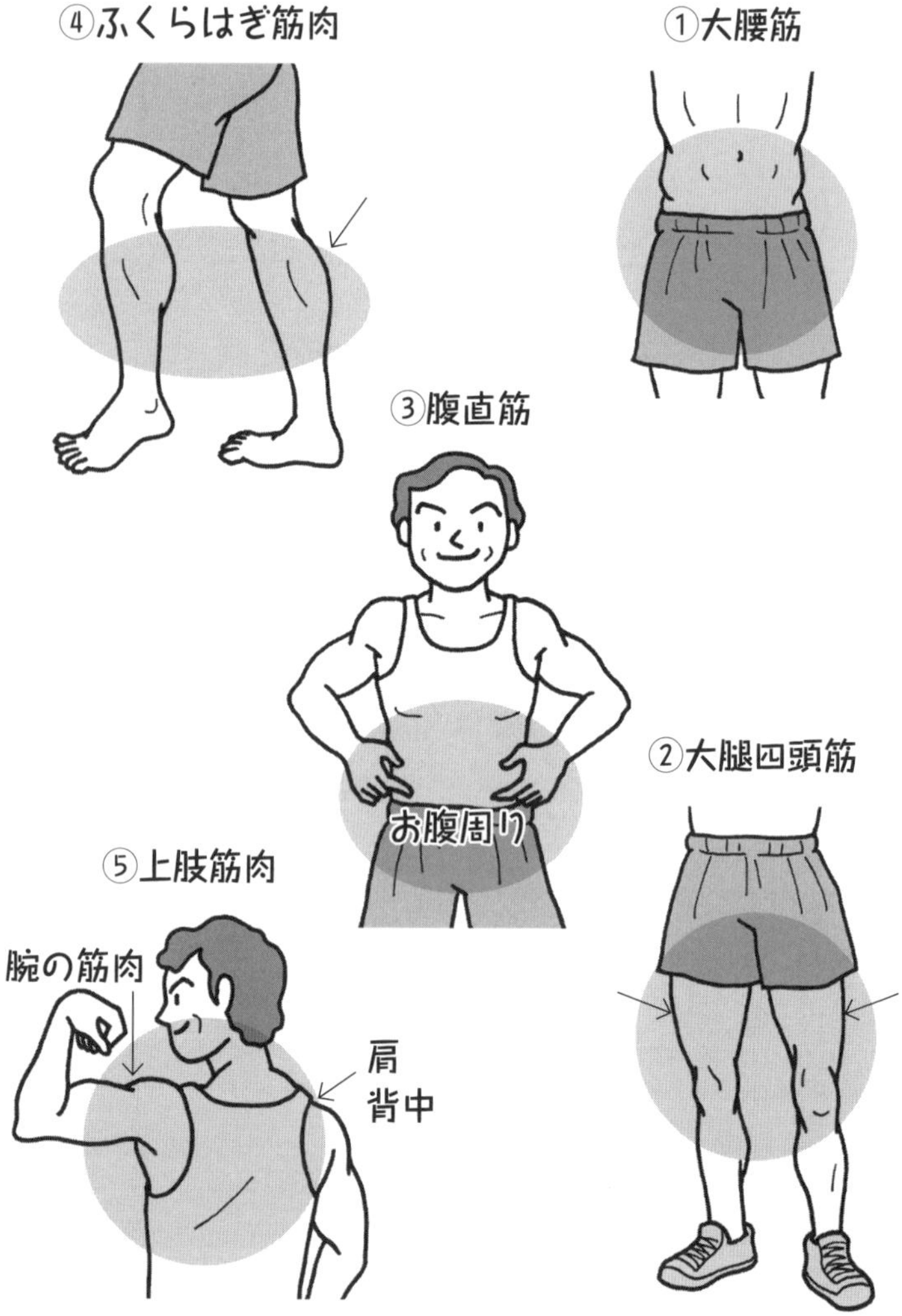

②**大腿四頭筋**：これは太腿の前側にある筋肉です。人体の中でもっとも大きく分厚い筋肉です。もう一つ、お尻から太腿の裏側の筋肉がハムストリングスです。

「大きな筋肉ほど運動不足で量が減りやすい。太腿の断面積は、八〇才になると三〇才時の三分の一ほどに減ってしまう」（久野教授）

むろん、これは「筋トレしなければ」というただし書き付きです。

③**腹直筋**（腹周りの筋肉。体幹部で体を支えています）。「正しい姿勢を保ち、体の動作を安定させるには、おなかのセンターラインにある腹直筋をしっかりさせておく」（同教授）。男性あこがれのシックスパッドは腹直筋が鍛えられた証しです。

④**ふくらはぎ筋肉**（血液・疲労物質を上半身にもどすポンプ）

⑤**上肢筋肉**（背筋・上腕筋等）。上腕二頭筋など腕の筋肉、背筋や肩の筋肉も同時に鍛えられます。「静的筋トレ」のアイソメトリックスは、ターゲット筋肉をピンポイントで鍛えることができます。それとは反対に、上下半身の全身筋肉を一度に鍛えることも可能なのです。むろん、使うエネルギー、集中力は、力こぶだけの比ではありません。だけど、一つ一つの筋トレより、全身いっぺんにやったほうが、はるかに効果的です。鏡に映すボディチェックも下半身がおろそかになりがち。下半身筋トレも忘れずに！

36

七七才でヒマラヤ踏破！

わが恩師の筋トレと若さに学ぶ

◉ヘラクレスのような肉体

成瀬市先生（八〇才）は、わたしの高校時代の恩師です。

かつて先生の喜寿のお祝いに、久しぶりに福岡県田川高校の同窓生が集いました。じつは会場の老舗旅館に早めに着いたので、まず風呂に入ることにしました。だれもいない広々とした岩風呂で、気分の良さに鼻歌が出てきます。すると、ガラリと入口のガラス戸が開いて「だれが歌いよんか?」と太い声。振りかえるとスキンヘッドの大入道のような影。まるで、ヘラクレスのように鍛え上げられた肩や腕の筋肉。思わず、地元のヤクザのおっさんの機嫌をそこねた、と首をすくめました。ところが、わたしの横の湯船にザンブリと浸かったのは、なんと恩師。「先生、いい体しちょるねぇ!」「ああ、ジムで毎週二回鍛えよるタイ」。喜寿とは思えぬ鍛え上げられた肉体には惚れ惚れします。

◉ダーレが生徒か、先生か?

さて、大広間で教え子が三〇名以上も集って楽しい同窓会と宴会が始まり、最後は記念写真。ところが、だれかが「こりゃあ、ダーレが生徒か、先生か?」に一同大爆笑。六四才となった教え子は、ほとんどそろって白髪、ハゲで少年時代の面影どころか恩師より老けてしまった奴も多い。まさに、光陰矢のごとし。けっきょく、集まった中で、もっとも若々しく、エネルギッシュだったのは恩師だった、という落ちです。

成瀬先生は学生時代から山男で、英語教師のかたわら、山岳部の顧問をしておられた。定年退職後も、世界の高峰をトレッキングしている。そこで収めた山岳写真は、もはやプロはだし、故郷での展覧会も大きな評判を呼んだ。

◉標高六〇〇〇m地帯を踏破

今回、理想的筋トレ伝授に、先生こそ最高のモデルと確信し、教示をお願いした。

以下、先生よりのお便り。

「……筋トレのおかげで、元気にヒマラヤや、その他の世界中の有名なトレッキングコースを歩くことが出来ている。ヒマラヤ一五回、キリマンジャロ登頂、マレーシア、キナバル登頂、スイス、南米アンデス、ギアナ高地、中国の霊山などをトレッキング。ヒマラヤが大好きで、今回のヒマラヤ写真展となった」

トレッキングといってもヒマラヤなど標高六〇〇〇m地帯を踏破する。まさに、それは超低酸素の過酷な高山。そこを青年のような驚異的体力で歩き抜く姿には脱帽です。

◉筋トレ週二回、一〇種目二〇回

先生は、そのための体作りを近所のジムで欠かさない。

「……筋トレは、週に二回、一〇種目を適当な負荷をかけて二〇回ずつ、二セット行い、その後、自転車を二〇分間こいでいる。小生、今月で七七才であるが、かける負荷を少しずつ増やすことができている。筋トレ時間は、全体で九〇～一〇〇分。おかげで、山歩き、トレッキング、日常生活も快調! 食事もおいしく、また大好きなお酒もおいしい!

(『筋肉は第二の肝臓である』とテレビでいっていたゾ!)」

◉夢と希望でジムトレも楽し!

いやはや、送られてきた写真は、まさに青年のように若々しい。先生の通っているジムは公立でほとんどカネもかからない、らしい。さらに、同窓生いわく「田んぼ道ですれちがったら、先生が物凄いスピードで走り抜けていった……」。つまり、ランニングでも体を鍛えておられる。

先生のモチベーションは、いうまでもなく登山、トレッキング。ヒマラヤだけで一五回とは半端ではない。つまり、筋トレは漫然とやるな。目標を持て――。先生の生き方を見ていると「青春とは齢ではなく夢のあるかなしかである」という言葉を思い出す。夢と希望があれば筋トレも楽しくなる。人生も、まさにそのとおりだと思う。明日の夢さえあれば、どんなにきついジムトレも鼻歌まじりで楽しい、嬉しい。先生はそれを教えてくださった。

78歳の成瀬先生が健康で
背筋がシャキッとしている理由！

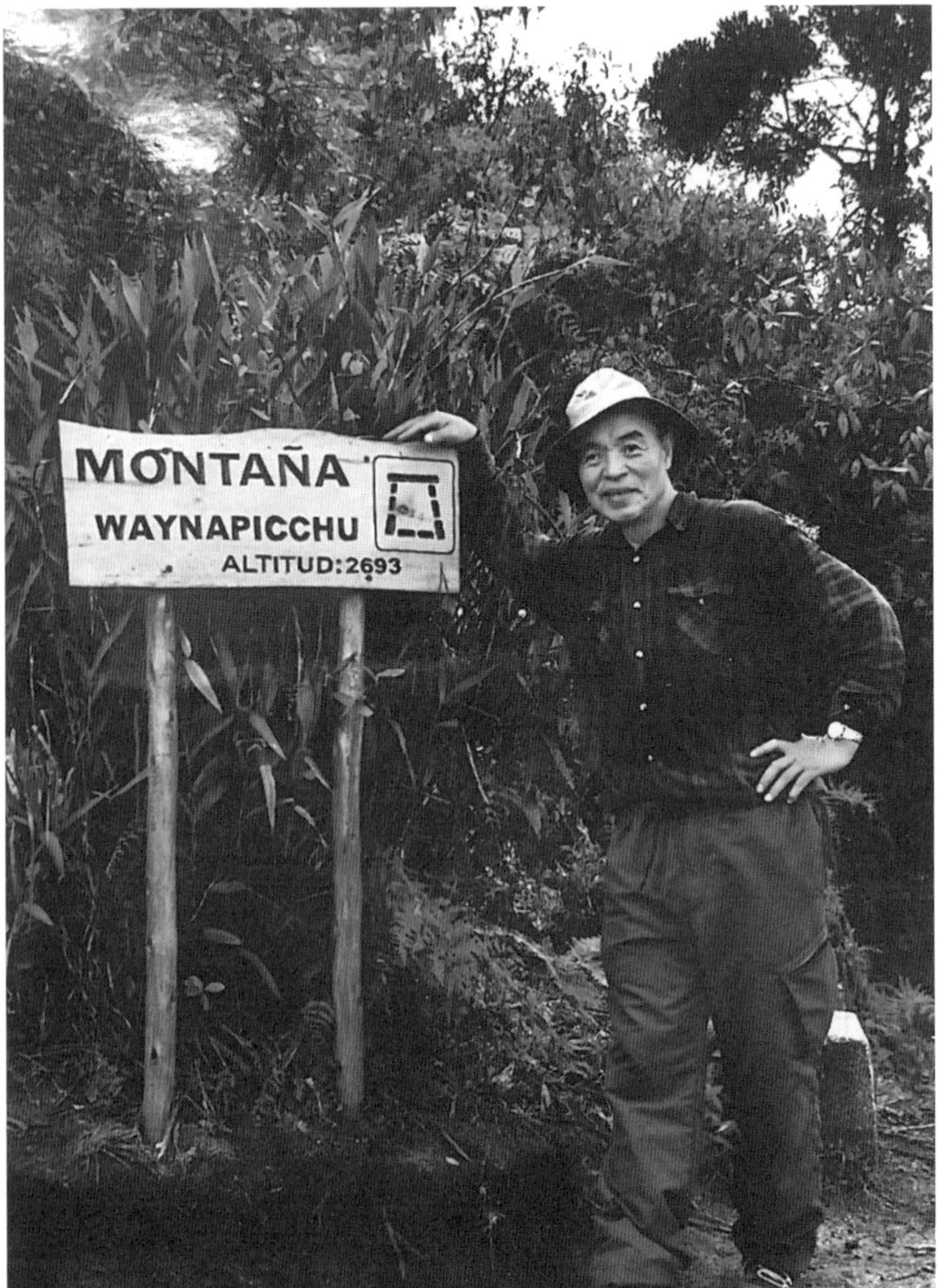

第七章
「ヒザ痛」「腰痛」「脊柱管狭窄症」は筋トレで改善

恐ろしいクスリ、
手術より、
整骨、筋トレを！

37

欧米の介護は天国 日本は地獄

「なんでもしてあげる」のは最悪介護

◉自立させる欧米、自立させない日本

「北欧の介護は天国、日本は地獄です」

欧州の老人施設を視察してきた友人の一言です。彼は大手保険会社の部長。研修で訪れた欧州の老人施設と日本の施設のちがいにショックを受けたのです。

「北欧の施設は自立させることが目的です。だから、なんでも自分でやらせる。介助員はそばで見守るだけです。日本はなんでもやってあげる。それが福祉だと思っている。北欧の施設の老人たちはみんな笑顔です。日本では顔は死んでいます。向こう天国、こちらは地獄ですね……」と、深い溜め息。

◉過剰な介護サービスの恐ろしさ

日本のサービスは世界一と称賛されています。それは、海外に行くと、あらためて痛感します。ところが……「皮肉なことに、こうした介護サービスが、かえって高齢者にとって有害な影響をおよぼしている」と指摘するのは宮田重樹医師（前出）。

とにかく、日本の老人施設の職員の方々は、ほんとうに親身になってお年寄りをケアしています。その温かい親切さには頭が下がります。

「お散歩の時間ですよ」「食事補助をしますね」「ベッドまで運びましょう」「食事の用意

ができましたよ」「お風呂の時間です」「さあ、今日は絵を描きましょうね」（出典：『死ぬまで寝たきりにならない体をつくる！』）

こうして、書いているうちに、なんだか恐ろしくなってきました。わたしもこんな施設に入ったら、一日でヤル気をなくしてしまうなぁ……。だって、これなら「なにもしなくても、なにも考えなくてもいい……」。これは、まさに天国です。しかし、見方を変えれば地獄です。自立心、生きる気力を失っていくからです。

◉快適介護でボケる、弱る、寝込む

「楽あれば苦あり」の格言を思い起こしましょう。

老化の最大の原因は「廃用症候群」です。使わなければ、急速におとろえます。

老人ホームがまさにそれです。「なぜなら、カユいところに手が届くような親切なサービスは、それだけ高齢者を快適に、ラクにしてくれるからです」（宮田医師）。

それは、まさに「廃用性萎縮」への道です。「快適な介護サービスなどに高齢者が寄りかかって、さもそれが当然であるかのように考えてしまうと、それだけ肉体や精神を使わなくなってしまいます」。それは「寝たきり生活への直行切符である……」（同）。

まさに、そのとおりです。

老人ホームで
ボケる、弱る、寝込む

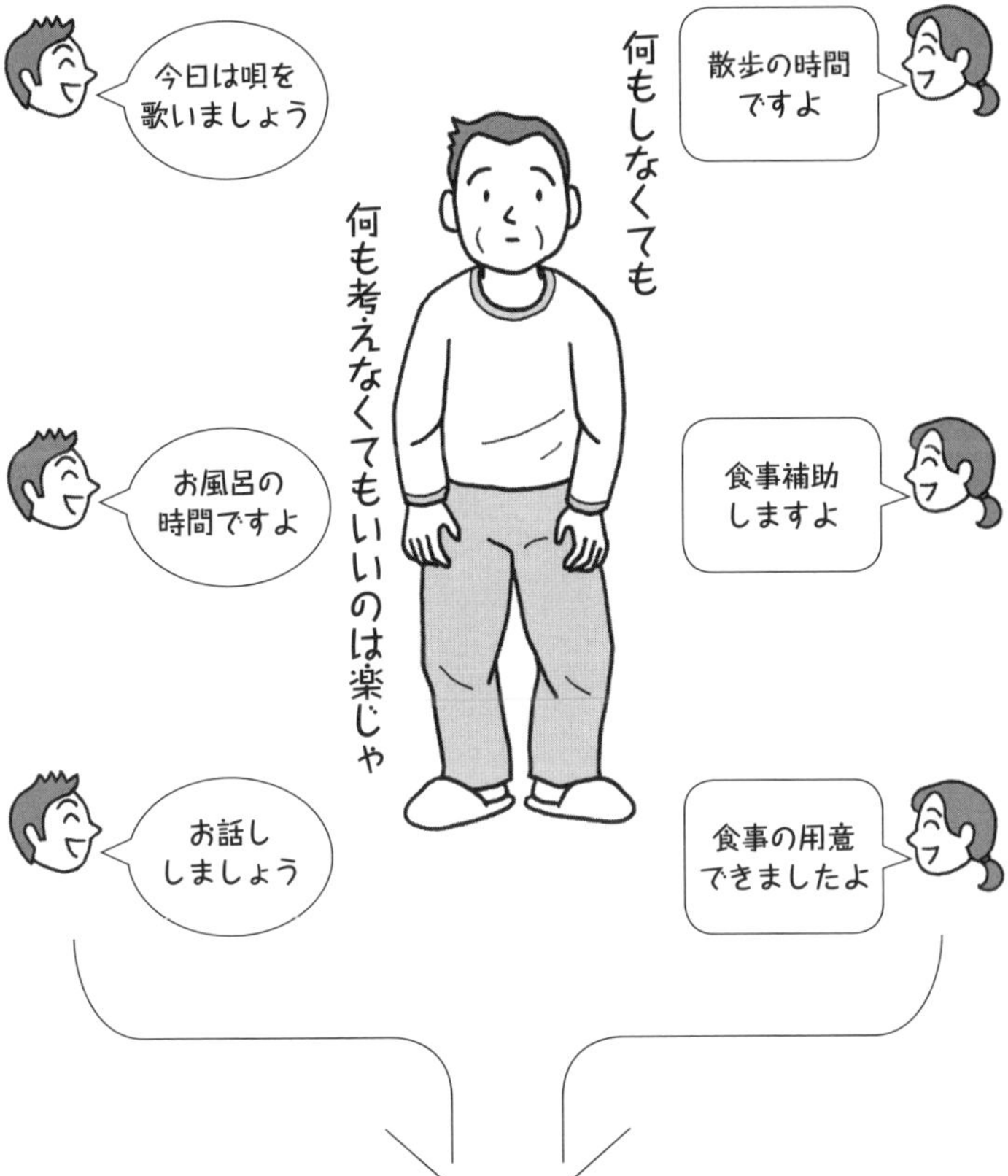

寝たきり生活への
直行切符!!

宮田教授はリスク回避の「運動不足」が高齢者を弱らせると警告します。信じられない話ですが、介護施設では「高齢者に運動をさせるのは危険」と考えているケースもあるそうです。「それは、明らかなまちがいです」「ほとんどの高齢者は、むしろ廃用症候群の予防のために安全な範囲で運動をしなければなりません」(同)。

◉本当は完全介護は最悪介護

こうなると完全介護は、最悪看護といえそうです。それはきびしい雇用条件で日々、働いておられる介護士の方の責任ではありません。福祉教育、行政の責任です。

一生懸命尽くしているのに、患者やお年寄りを不幸にしている。それは、医師、栄養士の不幸に通じます。わたしは、医療、栄養と同じように介護が、一つの利権になってしまったように思えます。介護も根底から見直すときです。

それは、家庭でも同じです。真の介護は、できるだけ自立させることです。バリアフリーも考えものです。たとえばお年寄りの部屋は二階に作る。すると上がり下りで足腰が鍛えられます。布団の上げ下ろし、御膳の片付けは自分でさせる。上膳据膳こそ最悪です。

自立するお年寄りはボケない

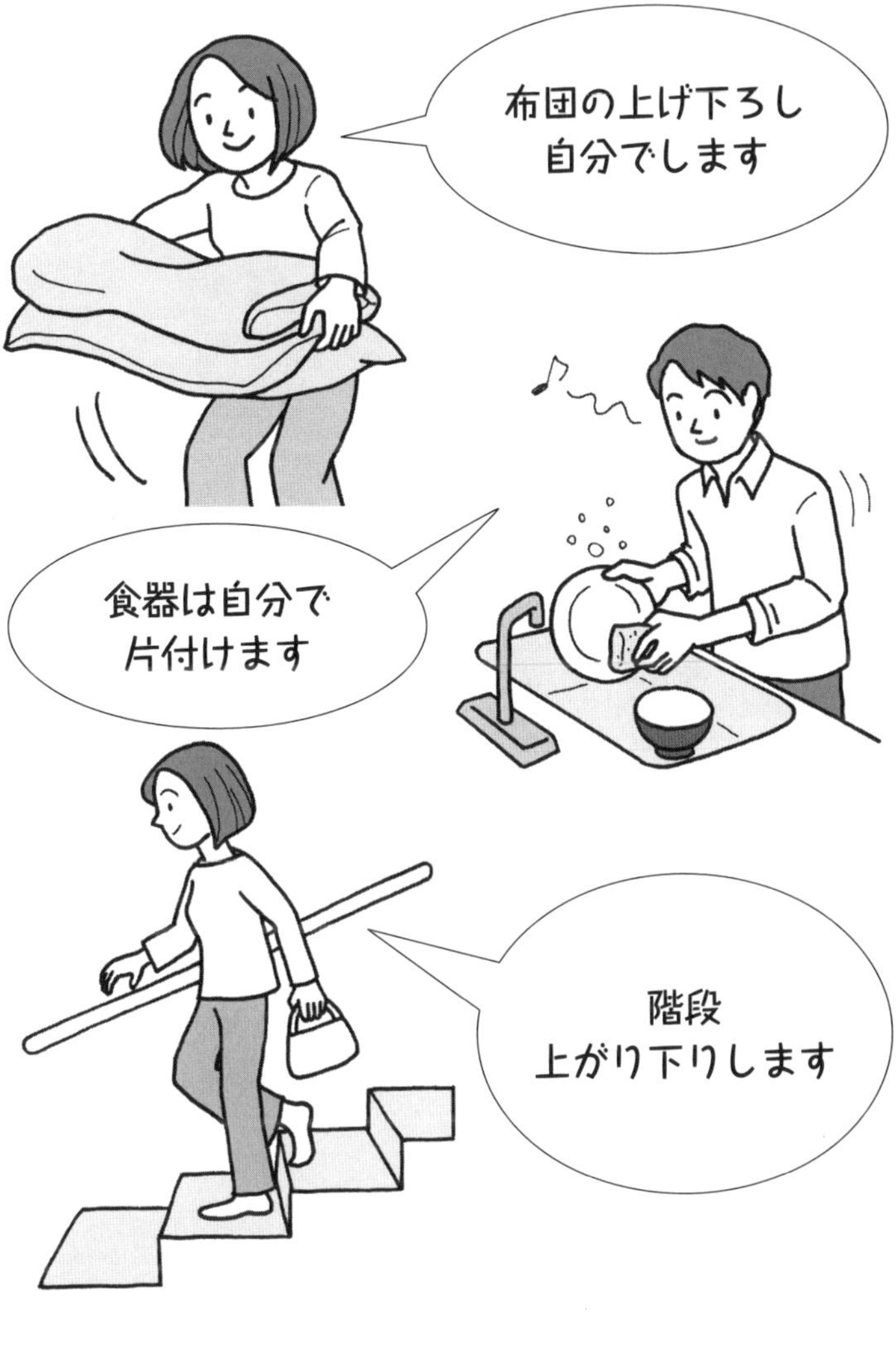
布団の上げ下ろし
自分でします
食器は自分で
片付けます
階段
上がり下りします

38

欧米に寝たきり老人はいない

人生は楽しむためにある

◉大往生したけりゃ救急車呼ぶな

あなたにおすすめの本があります。『欧米に寝たきり老人はいない』（中央公論新社）。著者、宮本顕二氏・礼子氏は夫婦で、ともに医師です。この本は、夫婦で見聞した世界の老人福祉事情をブログに連載したものをまとめたものです。それは、じつに貴重な情報と提案となっています。そこではズバリ日本の終末医療を批判しています。「職員も受けたくないという『苦しみの終末期医療』」「医療現場からの手紙……無理な延命は〝メシのたね〟」「老人の寝たきりは拷問」「老人や家族の意志が無視される」「自然な死が迎えられない医療システム」「緊急救命センターは高齢者でいっぱいのナゾ」……などなど。どれも、現代老人医療の闇を鋭くえぐっています。具体的には、救命を口実にした大量薬剤投与の〝香典〟医療。胃に穴をあけて老人を生かす〝胃ろう〟、栄養点滴による延命……。

「中村仁一先生は著書『大往生したけりゃ医療とかかわるな―「自然死」のすすめ』の中で『大往生したかったら救急車呼ぶな』と言われています。そのとおりです」「終末期を迎えた高齢者には濃厚医療を行わないことが社会の常識になることです」（同書）

◉楽しく生きて、グッドバイ!

「人生は楽しむためにある!」これが欧米の老人福祉に共通する考えです。だから、寝たきりで胃に穴を開けられたり、ベッドに縛り付けられ点滴されるなどお断り。楽しくないどころか苦しいだけだからです。

宮本夫妻が見学したスウェーデンの認知症介護施設では日常生活で散歩を重視しており、そのため柵で囲われた広い庭があった。案内する職員はこういった。「人生は楽しむためにあるので、家族やボランティアの助けを借りて、入所者のためにここでよくパーティを開きます」。そして、「食べられなくなっても点滴などはしない」。つまり「生きている間は人生を楽しみ、死ぬときは潔く死ぬ」。日本の医療とは、まったくちがいます。

◉一番大切なのは患者の満足感

オーストラリア政府が作成したガイドライン（一部）です。

①食欲がなく、食事に興味をなくした入所者にたいして無理に食事をさせてはいけない。
②単に栄養状態改善のために、（胃ろう・点滴など）積極的介入は倫理的問題を含む。
③脱水死は悲惨という考えが「輸液」にある。専門家は、経管栄養は有害と考える。
④脱水と口渇は異なる。口渇は水や氷を含ませれば改善するが、輸液では改善しない。
⑤もっとも大切なことは入所者（患者）の満足感であり、最良の輸液をするかではない。

宮本夫妻は「日本の医療現場とはまったく正反対を推奨している」ことに同感していま

す。「患者に食欲がなければ、無理に食べさせるな」は、とうぜんです。日本では、「食べないとダメです」と口の中に無理やり押し込みます。これは、もはや拷問です。また、日本の老人施設では朝昼夕の三食に加えて、午前のおやつ、午後のおやつと、なんと一日五食……。一日一食で快調なわたしが入所したら、食べすぎで一週間で死んでしまうかもしれない。このように日本では、患者の喜びも苦しみもおかまいなしのやり放題です。これでは患者も不幸、福祉も不幸です。

◉寝たきり老人で死ぬまで金儲け

わたしは日本の終末医療の地獄に『老人病棟─高齢化! こうしてあなたは〝殺される〟。』(興陽館)で警鐘を鳴らしています。要介護の寝たきり老人の最期は、あまりに残酷です。日本の医療、福祉は、寝たきりを防ぐのではなく、寝たきりを増やすために、行われています。その理由は、はっきりいいます。金儲け、利権なのです。死ぬまで〝胃ろう〟など経口栄養と、点滴による大量のクスリ漬け。延命は病院、製薬会社のメシのたねです。わたしは、そこにかつてのナチスと同じ冷酷な無慈悲さを感じます。

「寝たきり」にすると、要介護五段階最悪になり介護保険で施設に毎月三五万円が振込まれる。一〇人なら三五〇万円の〝儲け〟になります。

39

ヒザ痛、腰痛は、寝たきりへの第一歩

「体の使い方」と「日々の暮らし方」を変えるだけで改善！

◉ヒザ痛を一撃で治す整骨師

ヒザ痛、腰痛は、そのままほっておくと寝たきり老人に一直線です。

「ヒザの痛みは、すぐ治ります」

整骨師の米澤浩氏は、あっさりいいます。

「筋力のおとろえと、姿勢の歪みで、軟骨がずれて、神経を圧迫しているのです」

では、どうしたら治るのか?

「ヒザの関節を正してやれば、軟骨も正常に収まり、痛みは消えます」

あまりにかんたんにいうので拍子抜けしてしまった。ただし、整骨にはやはり手技がある。彼はみずから「日本でいちばん高い料金をいただく整骨師」と名乗っています。一回当たり三万円。しかし、一回の治療で一発で、治してしまう。通う必要もありません。

「じつは、整骨師も医者と同じで、患者がすぐに治ってもらっては困る。そこで、少しずつ治療して長く通ってもらうのです。だけど、ボクは一瞬で治します。それで、終わり」(笑)

彼は『「かかと」整体で絶不調がスッキリ消える!』(さくら舎)という本も著しています。

サブタイトルには「―中国5000年『訃幻流龍法』の凄技」とあります。
■問い合わせ:携帯090・6999・9445

◉ヒザ痛はスクワットで治そう

つまり、中高年から老年を悩ませるヒザ痛の最大原因は、運動不足による筋肉のおとろえなのです。ヒザ関節周囲の筋肉が弱り、それに運動不足と悪い姿勢が重なり、ヒザが痛んでいるだけです。整骨で一時的に治っても、根治するには、運動と筋トレしかありません。クスリやサプリを飲んだり、ヒザバンドを当てても、それは一時しのぎ。筋力の低下がヒザ関節のズレと痛みを引き起こしたのです。

ヒザ痛を完全克服するには、ヒザ周囲の筋肉を鍛えるしかありません。

おすすめは、上下の屈伸運動（スクワット）です。できるだけ、ゆっくりと、まず一〇回やってみましょう。痛みがなければ二〇回、三〇回と伸ばしていきます。筋力は骨力、骨力は関節力なのです。筋トレ抜きでヒザ痛を治すのは、逆立ちしても不可能です。

◉慢性腰痛は運動・筋トレで治る

ヒザ痛より多いのが腰痛です。日本人（男性）の体調不良の一位が腰痛です。ちなみに女性の一位は肩こり。二位が腰痛です。宮田医師（前出）は、「腰痛にたいしてあやまった認識を持っている方が非常に多い」という。「……まず『腰痛のときには、とにかく安静にするのが大事』という誤解です。腰痛で安静にすべきなのは、ぎっくり腰のような急性の場合だけです。その急性腰痛でも、回復期に入ったら安静にしているのはかえってよくありません」。つまり「動かさないほうがいい腰痛は、ほんの少し」なのです。

宮田医師は「自前の筋肉や関節をしっかり使いきる」ことをすすめます。

「八割以上の腰痛は『体の使い方』と『日々の暮らし方』を変えるだけで改善します!」

◉背中はまげるな! 伸ばせ

では二割以下の腰痛とは、どんなものでしょう。それは、椎間板ヘルニア、側彎症、腰椎骨折など「構造的」問題から起こる腰痛です。その場合は一定期間の安静は必要です。八割以上の腰痛は、構造ではなく「体の使い方」からきています。

▼体の使い方が下手。▼腰に負担のかかる動き。▼姿勢が悪い。▼筋力不足。▼座っている時間が長い。▼腰の維持管理が下手。▼体が硬い。▼無理な動き・動作をした……などど。宮田医師によれば、「立つ」「座る」「かがむ」「捻る」の四つの動作の矯正がポイントです。基本は腰中央(丹田)に意識を集中し、背筋を伸ばし、息を吐きながら動作を行うことです。座る姿勢も大切です。最悪は「骨盤が後ろに傾いて猫背になり、アゴを前に出した姿勢で座るのが、腹筋や背筋を使わないラクな姿勢なので、不良姿勢になりやすい」(宮田医師)。腹筋、背筋に全力を込めるアイソメトリックスで腰痛は完治します。

40

「栄養」「医薬」だけでは治らない

ヒザ・腰・肩の痛みに飲んで効く?

◉六五才以上の三人に一人がヒザ痛持ち

「痛くて、痛くて――それでも頑張るアナタへ」

これは新聞一面広告の見出し。宣伝されているのは「リョウシンJV錠」㈱富山常備薬グループ)。

そこでは効能として「関節痛」「腰痛」「神経痛」「五十肩」「肩こり」「筋肉痛」があげられています。

厚労省によれば全国で約一八〇〇万人、六五才以上のうち、約三人に一人がヒザに痛みを抱えているそうです(二〇一二年度)。

「こうした誰もが避けては通れない問題に対し、開発された医薬品が『リョウシンJV錠』です。まずは痛みを緩和してほしいという想いで委託された第三類医薬品。軟骨成分補給系の健康食品ではなく、ダイレクトに痛みに効くお薬です」(『東京新聞』二〇一八年八月一七日付　全面広告より)

◉栄養補給、巡り促進、痛みの緩和

では、どのようにして「辛い痛み」に効くのでしょう?

「この効果の秘密は、年齢に伴い不足した栄養を補給、停滞した巡りを促進、体の内側か

ら痛みを緩和、この三ステップにあります。関節痛・神経痛を本当になんとかしたいなら、まずは医薬品をお試し下さい」(同)

市販の医薬品は「危険度」によって三つに分類されています。

一類は、とくにリスクが高く、死に関わる重大副作用が現れた薬剤で、薬剤師による書面での情報提供が求められます。

二類は、リスクが比較的高く、まれに入院相当の副作用が起きる可能性があります。

三類は、リスクが比較的低く、体の不調、変調が起きる恐れのある成分を含みます。

●ヒザ痛は運動不足による退化

同社は関節痛、神経痛の原因を次のように説明しています。

「骨と骨をつなぐ関節には軟骨が存在します。この軟骨が年齢とともに摩耗し、衝撃が吸収しにくくなったり、滑らかに動かすことができなくなったりします。そして、痛みと違和感が発生するのです」

これは、そのとおりだと思います。ただし、軟骨がおとろえた原因は加齢だけではありません。一番の原因は、整骨師の米澤氏が指摘したように「運動不足による退化」なのです。「廃用性萎縮」から起こった「廃用症候群」による軟骨や骨のおとろえが一番の原因です。

二番目は不自然な姿勢や、問題のある動かし方による、関節・軟骨のズレです。それが神経を刺激して痛みを感じさせるのです。広告では筋力のおとろえについても触れています。「年をとると筋力も弱まり、硬直しやすくなってしまいます。すると関節の中を通る神経を圧迫してしまい、電気が走るような感覚が生まれることもあります」（同）

そのとおり。だから、筋肉を強くすることが、ぜったいに必要なのです。

◉筋トレ・運動抜きでは治らない

同医薬品は、サプリ等で軟骨再生まで長い時間がかかるので、まず痛みを緩和することが大切という。一読して説得力のある広告ですが、一つ欠けているのは筋トレ・運動の大切さです。ヒザや腰、肩の痛みの正体は「廃用性症候群」です。軟骨など関節の組織も動かせば、鍛えれば、再生回復するのです。

「腰痛は、決して治らない病気ではない」と明言する宮田医師（前出）はクスリもサプリも、いっさい、すすめていません。「いくつになっても痛まない、動ける体に変わる習慣」として、各種の運動、筋トレをすすめています。

「クスリが病気を治す」とアタマから信じ込んでいる消費者もおおいに反省すべきです。使えば発達、使わなければおとろえる――生命の原点に立ち返りましょう。

41

受けるな手術！「脊柱管狭窄症」

筋力低下が最大の原因だ

◉友人三人が手術、一人は障がい者

最近、「脊柱管狭窄症」という言葉をじつによく目にします。「脊柱管狭窄症、激痛が治った！　杖なしで歩けた！」（『健康365』二〇一六年一〇月号）など、健康雑誌の特集に、この病名を見ないときがないほど。いろいろ、単行本も出ています。それだけこの病気が激増している、ということでしょう。

しかし、かつてこんな病名はなかったように思えます。初めて知ったのは二〇年ほど前です。わたしの先輩Iさんが、「脊柱管狭窄症」で入院、手術したからです。その結果は悲惨でした。手術は失敗し、彼は重度の身障者になってしまったのです。いまだ歩行に杖は欠かせません。すると、また友人のSが「脊柱管狭窄症」で手術。彼は庭の草むしりをしていてギックリ腰になって医者に行ったのが始まり。「痛み止めをいくら打っても治らなかった」とぼやきます。最後は座薬の鎮痛剤も効果なかった、という。最後の診断は「脊柱管狭窄症」。全身麻酔手術で、三六〇度パノラマでフル・ハイビジョンのようなお花畑がくっきり見えた、という。つまり臨死体験で危ういところだったのです。遠くから主治医の呼び声が聞こえて生還した。もう一人、学生時代の友人も「脊柱管狭窄症」で手術した……と聞いて、おかしいと思いました。学生時代の友人だけで三人も同じ手術とは不自然です。

◉原因は誤った姿勢と筋肉のおとろえ

「脊柱管狭窄症」とは、文字通り背骨の「脊柱管」が狭くなり、中を通っている脊髄神経が圧迫され痛みやしびれを感じる病気です。専門書によれば、その原因は「脊柱管を構成している骨や椎間板、靭帯などが加齢によって変形、変性し、『脊柱管』を狭めるから」という。ここで、おなじみの表現が出てきました。ヒザの痛みの原因も「加齢によってヒザ関節の軟骨などが変形、変性し、神経を圧迫して」発症するのです。この〝加齢〟を〝運動不足〟……と、言い換えれば、この病気の正体もはっきりわかります。ヒザ痛と同じく、「脊柱管狭窄症」も明らかに、廃用性萎縮から生じた「廃用症候群」です。だからです。使えば発達し、使わなければおとろえる。脊柱管の変形は「狭窄症」だけではありません。「脊柱管後彎症」（腰まがり）もそうです。すべての原因は、あやまった姿勢と筋肉のおとろえです。

◉すべては筋力低下から始まる

加齢老化→筋肉退化――と言い換えればわかります。猫背から腰まがり……ヒザ痛、腰痛、肩こり、神経痛、関節痛など、すべての説明がつきます。

すべては、筋力のおとろえから始まっています。筋力低下↓骨力おとろえ↓骨密度低下↓圧迫骨折↓骨変性↓……猫背、背ちぢみ、腰まがり、ヒザ痛、腰痛、脊柱管狭窄症……という構図です。これらは、すべて筋肉のおとろえから発症する廃用症候群です。

だから、筋肉を強化すれば、生理機能は「廃用性」から「有用性」にシフトします。

筋肉も骨も、日々刻々と生まれ変わっている……この事実を思い出してください。

「破骨細胞」が「骨芽細胞」より優位なら、骨はどんどん衰退していきます。

その結果が骨密度の低下であり、さまざまな〝ロコモ症候群〟なのです。

◉筋トレで組織は新生↓再生する

逆に、筋トレで骨に負荷を与えると「骨芽細胞」が「破骨細胞」より優位になります。

すると、骨密度がしだいに高まり、変性した骨や軟骨が、元のように再生されていきます。

特殊な波動治療器で特定周波数の低周波を五三才の女性に当てたら、ガン治療で全摘した跡から初々しい乳房が再生した、という奇跡のような臨床報告があります。断食をすると病んだ組織は自己融解して、後から新生組織が再生してきます。同じように筋トレで骨に負荷をかけることで新生能力を刺激し、骨組織は再生してくるのです。

よって筋トレこそ、〝ロコモ症候群〟治療の根幹に据えられるべきです。

42

「脊柱管狭窄症」は自分で改善！

手術は受けるな。筋トレと運動が決め手

◉手術は一〇年間で三~四倍増

ウソかほんとうか、厚労省の調査によれば腰痛患者は推計二八〇〇万人もいるそうです。これは赤ちゃんも含めて日本人の四人に一人。

いささかオーバーな数字とはいえ、腰痛を訴える人が増えていることは事実です。

なかでも、年々増加しているのが「脊柱管狭窄症」です。最後の手段の手術を受ける患者も一〇年間で三~四倍増という。すでに椎間板ヘルニアの手術をはるかに上回っています。原因の一つが高齢化といわれています。同じ腰痛でも椎間板ヘルニアは、二〇~三〇代に多いのに、脊柱管狭窄症は、五〇代後半から八〇代の高齢者に多発しています。

だから脊柱管狭窄症の「定義」は「加齢による脊柱管の変性」です。

これは、一種の老化病と位置づけられています。

しかし、「老化」とは「退化」であり、それは「廃用性萎縮」の一種でもあるのです。「使わなくなった」から「衰退した」という事実を忘れてはいけません。

それは、これまで見てきた背ちぢみ、背まがり、ヒザ痛にも共通します。

◉腰痛体操だけで自分で治せる

『脊柱管狭窄症の9割は自分で治せる』(現代書林)という本があります。

著者は鍼灸師の門間信之氏（道玄坂ヒルズ鍼灸院　院長）。

門間氏は、西洋医学ではなく東洋医学の立場から主張しているので、説得力があります。

「一〇万人超の臨床経験を誇る、東洋医学の専門家が教える脚・腰のつらい痛み・症状が『手術なし』で消える画期的方法！」（同書）。

副作用の激しい薬物療法や、辛い手術に頼ってきた患者は、キツネにつままれた思いでしょう。

「脊柱管狭窄症は、手術する必要はありません。私が行っている特殊な鍼治療と、かんたんな体操で治ります」「それほど重度の狭窄症でなければ、腰痛体操だけで、自分で治すこともできます」（門間氏）

◉薬物・手術療法は根本からあやまり

現代医療の開祖、ルドルフ・ウイルヒョウ（ベルリン大学学長）は「生命は物体であり、自然に治る力など存在しない」と真っ向から自然治癒力を否定しています。

そうして「病気、怪我を治すのは、我々医者であり、医薬であり、医術だ」と近代医学を宣言したのです。

生命には「ホメオスタシス」（生体恒常性維持機能）という機能が備わっています。

つまり、生命にはつねに正常を保とうとする機能がある。これが、生命と物質を分けるのです。

自然治癒力の根源はこのホメオスタシスです。

しかし、西洋医学は、それを根底から否定したのです。だから、西洋医学に基づく現代医学は、根底からまちがっています。

それは、「脊柱管狭窄症」の治療にもいえます。

東洋医学は病気の原因から治そうとします。西洋医学は、「症状」という結果だけ治せばよい、と考えているのです。

「治療を受けてもなかなか治らなかったり、手術後再発したり、よけいひどくなったりする事例が多いことも、患者さんが減らない（増える）理由です」（門間氏）

「なぜ治らないのか。それは脊柱管狭窄症に対するとらえ方が、まちがっているからです」（同）

◉腰痛は椎間板変性とは無関係!?

「腰痛症状のない二〇～八〇代の九〇％に椎間板の変性が確認された」（米国の報告）

「椎間板ヘルニアがあっても八〇％は痛みを感じていない」（スイスの研究結果）

「腰痛は椎間板変性とは因果関係がない」（フィンランドの研究結果）

つまり、痛みの原因は、骨変性の他にあった……！

門間氏は「脊柱管狭窄症」も同じ、という。痛みの原因は、さらに「姿勢や足腰の筋力の低下、加齢など、いろいろな要因が組み合わさって起きている」という。

だから「手術をして狭窄を広げ、神経圧迫を取ったとしても、症状がきれいに改善されなかったり、何年か後に痛みがぶり返してしまうのです」（同）。

門間氏は「脊柱管狭窄症」の痛みの原因として「悪い姿勢」「筋力不足」をあげます。

やはりグルリとまわって「脊柱管狭窄症」の完治療法も原点にもどるのです。

◉悪い姿勢と筋力低下が最大原因

患者さんは「耐え難い痛みが治るなら」……と、外科手術にすがってしまう。

辛い痛みが「手術なしで治る」ことをまったく知らない。医者も教えてくれない。

「脊柱管狭窄症」の患者のほとんどが猫背で、ヒザがまがっていたり、体が傾いている。

「まっすぐ立ったり、体を後ろに反らせようとすると、腰から足もとにかけて強い痛みやシビレが出ます。

しかし、前かがみになると症状が楽なため、その姿勢でバランスをとろうとします。

すると、猫背になり、お腹が出て、ヒザが曲がるという非常に悪い姿勢になります」(同)
「この姿勢、お年寄りによく見かける姿勢ですね。『老化は足から始まる』という言葉が、あるように、加齢とともに下肢の筋力が落ちてくると骨盤が安定しなくなり、姿勢を正常に保てなくなってきます。『脊柱管狭窄症』の患者さんも、例外なく下肢の筋力が弱っています」(同)
なんのことはない。なら、悪い姿勢を正し、下半身の筋肉を鍛える。
それだけで、「脊柱管狭窄症」は改善するのです。

43

筋トレおやじ、〝ヨガ〟ママに、腰痛は無縁

「脊柱管狭窄症」は予防も治療もカンタン

◉欠かすな！　いつも腹筋グセ

「脊柱管狭窄症の原因は、下半身の『筋力低下』と『悪い姿勢』」

専門家も断言しています。

なら、「脊柱管狭窄症」の予防も治療もカンタンです。

「筋トレ」と「姿勢」を正せばよい。

げんに、毎日、アイソメトリックス（静的筋トレ）で体幹筋を鍛えているわたしは、「脊柱管狭窄症」どころか「腰痛」ともまったく無縁です。

わたしはウエスト約七五センチの逆三角体型。胸筋も盛り上がり、腹筋は縦に割れています。触った人は、その鉄板のような堅さにびっくりします。

むろん、自然にこのような体幹筋肉が維持されているわけではない。わたしは原稿書きのときでも、幅広革ベルトを締めて腹筋に力をこめています。

本を読んでいるとき、歩いているとき、いつも腹筋に力をこめています。

映画を観ているときですら、腹筋に力が入っています。

だから、腹がくびれてギリシヤ彫刻のような（笑）体型が維持できているのです。

これが、腹筋グセです。コツはお尻（肛門）もつねに連動してしめる。そして、そのとき意識を下腹（丹田）に集中すること。すると重心が胆（はら）に落ち着き、何事もぶれずに行うことができます。

サウナなどに入ると、中高年男性の九割はいわゆるメタボ腹です。

それだけ、体幹筋肉がおとろえている。だから、腰痛、ヒザ痛そして脊柱管狭窄症に見舞われる。


◉病院に行くな！　ジム、ヨガに行け！


原因は「筋力」「姿勢」！　――この二つです。

医者は「老化現象ですね」で片付ける。それは、ウソです。

それは〝怠惰〟現象なのです。たんなるナマケぐせに他ならない。

その証拠に、ジム通いのおやじに、ヒザ痛、腰痛、脊柱管狭窄症などは、まったく無縁です。ヨガ通いのママさんも同じ。ヨガのポーズは、立派な「筋トレ」です。

筋肉測定するとインナーマッスル（内在筋肉）、スリーピングマッスル（睡眠筋肉）が、微細に振動して運動していることがわかります。

だから、これら症状に悩んでいる人にはこういいたい。

病院に行くな、ジムに行け！　ヨガに行け！

なるほど、痛みがひどいときは、それどころではないかもしれません。

なら、先述の門間氏のような実績のある鍼灸師や整体師などを訪ねることです。

病院には、ぜったい行ってはいけない。彼らは、「脊柱管狭窄症」などの原因が「筋力低下」「悪い姿勢」であることを知らない。

そして、即、手術をすすめる。その恐ろしさは、すでに述べました。

重度身障者となった先輩の人生を思うと胸が痛みます。

今、声を大にしていいたい。

「腰痛患者は病院に行くな！　ヨガに行け！」

これは「脊柱管狭窄症」も同じ。いまや「腰痛は動かして治す」が常識なのです。

44

「脊柱管狭窄症」は病院に行くな！鍼灸・整体・筋トレで治す

「脊柱管狭窄症」を治すのはあなた自身

◉危険な手術にひきずりこむ

腰痛だと、あなたは迷わず病院に行くはずです。そこで、整形外科に回されます。

医者はレントゲン写真を見て「脊柱管狭窄症ですね……」と診断を下します。

そして、必ずこういうはずです。「今は、手術で治りますよ」

この時点で、病院を脱出してください。あとは、演技でもなんでもよい。

その場から逃れることです。そして、二度とその病院に行ってはいけない。

この医者は、真の原因、真の治し方を、いっさいいわないからです。

真の原因は「筋肉低下」「悪い姿勢」です。だから、その二つを治せば、辛い腰痛も消えていきます。しかし、医者は素知らぬ顔で、危険な手術に引っ張りこむ。

なぜか？　そのほうが病院がもうかるからです。

いまや、公立病院、大学病院の九割が赤字です。一万五〇〇〇人近くの若い医者が、無給で（!）働かされています。病院経営はそれほど悪化しています。

だから、医者の頭にあるのは、患者の健康回復ではなく、病院の経営回復なのです。

◉〝痛み止め〟地獄へのワナ

病院が恐ろしいのは、手術だけではない。

筋トレ、姿勢改善の指導はいっさいせずに、〝痛み止め〟と称して「消炎鎮痛剤」を服用させる、ブロック注射を打つ、鎮痛湿布薬を貼る。これらは、神経を麻痺させて痛みを感じなくさせているだけ。

だから、「脊柱管狭窄症」を治しているのではない。

これら「鎮痛剤」を故・安保徹博士（新潟大医学部）は「絶対に、つかってはいけない！」と断言している。（『「薬をやめる」と病気は治る』マキノ出版）

その理由は、「消炎鎮痛剤は血流を止め、低体温になり、万病のひきがねになる」。

だから、「痛み止め」を使うほど「脊柱管狭窄症」は悪化する……という悪循環をたどる。

まさに、医者の思うつぼ。彼は、患者に痛み止めを処方しながら、悪化するのを待っているのだ。そうして、数値を見ながら、渋い顔をつくってこういう。

「ウーン……悪化していますねぇ。これ以上、鎮痛剤治療は効きませんね。やはり、手術で根治しましょう！」

こうして、彼はまた一人、エモノを捕まえたのです。

●ネット検索、まず自分で治す

それでも――。「脊柱管狭窄症」を治してくれる人はどこにいるか？

あなたは、必死で知りたいはずです。

それは、あなた自身なのです。

この辛い病気の原因もあなたの「運動不足」「悪い姿勢」です。

だから、あなたが「筋トレ」と「姿勢改善」をしないかぎり、ぜったいに治りません。

病院にぜったい行くな、というのも、医者は、この二大原因を教えてくれないからです。

鍼灸師、整体師を訪ねても、この原因を教えてくれないならアウト。即、行くのをやめなさい。

これを基礎知識として、ネット検索をおすすめします。

「脊柱管狭窄症を治す本」と入力すれば、『脊柱管狭窄症を自分で治す本』などズラリ出てきます。

まずは「自分で治す」やり方をマスターし実行すべきです。

整体師、鍼灸師に頼るのは、その次です。

「脊柱管狭窄症を治す整体・鍼灸」と入力すれば整体院などがズラリ出てきます。

「×万人の治療実績!」などは、まあ我田引水とはいえ、それなりの治療実績があるはずです。

それでも「筋トレ」「姿勢矯正」を指導しない整体師、鍼灸師は信頼できません。

まずは、電話で相談してみることです。

その応対でレベルもわかるはずです。

最後にあなたへ――。「人に頼るな、己に頼れ」

第八章

「筋トレ」「長息」「笑い」「少食」「菜食」

最新科学も証明した驚異の「ヨガ秘法」

45

「筋トレ」力こぶから今すぐ始めよう！

指一本から、最後は、ボディビルに挑戦？

◉ヨガが証明、百寿への健康法

「筋トレ」「長息」「笑い」「少食」「菜食」は、百寿に至る五つの智慧です。

それにしては、じつにシンプルですね。これらは、すべて古代ヨガで、すでにすすめられている健康法なのです。わたしは二五才のときに国際的ヨガの指導者、沖正弘導師に出会い、薫陶を受けました。沖先生の著書、数十冊は、わたしにとってバイブルです。

先生は、わたしにとって哲学の師匠です。出会えたことを深く感謝しています。

その感謝を込めてまとめたのが『沖正弘がのこしてくれた治すヨガ！』（三五館）です。

先生の著作の教えをまとめたものです。ヨガのエキスが詰まっています。一読をおすすめします。

沖先生は、ことあるごとに「運動不足は緩慢な自殺である」と強く戒めていました。

そして、こうもおっしゃいます。「たとえ指一本でも動かせたら、全身全霊を込めて動かせ。すると、全身の機能がそれに連動して動き始める」。

これこそ、まさに筋トレの原点とすべきです。とくに、医療や介護関係の方は、この言葉を心に刻んでください。

◉指一本から始めるベッドで筋トレ

人間は動物です。動く物です。動かない、それは人間の本質に反します。つまり、動かない人間の先には「死」しかないのです。なのに、現代医学は、最良の医療や介護は〝絶対安静〟だと教えています。とんでもないまちがいです。だから、完全介護は、患者を地獄に導く、最悪看護です。

(1)**指一本から**：寝たきり老人にも、筋トレは可能です。それは、まず指一本でも動かさせることとです。その指一本の必死の動きが、生命力に火を着けるのです。

(2)**ハンドグリップ**：手の指が動き始めたら、次の段階に入ります。それがハンドグリップです。一〇〇円ショップで売っています。いちばん弱いタイプから始めます。その意味でお年寄りが入院したら、最高のお見舞いは、このハンドグリップですね。一日一〇回のノルマから始めましょう。なにか褒美があるとヤル気にスイッチが入ります。

(3)**力こぶグリップ**：ハンドグリップが一〇回以上こなせるようになったら、両手で握って力こぶを作り、まず一〇回こなしましょう。

(4)**勝者のポーズ**：ベッドで上半身を起こせるようになったら、いよいよアイソメトリックスです。まず勝者のポーズで、力こぶを作ります。思いっきり力を入れて、五〜一〇回数えましょう。そのとき、腕全体だけでなく、胸筋、背筋、腹筋にも意識的に力を込めます。これも五～一〇秒間、力を込めます。

◉全身筋トレ、屈伸、ヨガからジムトレ

ベッドから降りられるようになったら、こっちのものです。

(5)**全身筋トレ**：アイソメトリックスの勝者ポーズで、全身の筋肉に全力を込めます。これは、短期間で全筋肉を鍛えることができます。

(6)**スクワット**：腰から上は垂直にして、ゆっくり屈伸運動をします。下半身の筋肉を鍛えるもっともかんたんな方法です。最初は一〇回。最後は最低一日五〇回はやりましょう。

(7)**ヨガ・ポーズ**：最近は病院や施設でもヨガ体操を取り入れるところが出てきました。素晴らしいことです。ヨガは究極のストレッチです。呼吸と運動が連動して体を柔らかくしてくれます。ヨガ体操の優れたところは、内部筋肉（**インナーマッスル**）と休眠筋肉（**スリーピングマッスル**）を筋トレすることができることです。

(8)**スローピング**：階段、坂などの高低差を歩くとウォーキングの二〇倍効果があります。

(9)**ジムトレ**：時間とお金に余裕のある人は、本格的ジムトレをおすすめします。

(10)**ボディビル**：究極の筋トレです。指導者について無理せず、休まずが原則です。

まずはベッドの上で筋トレ

①指一本から

②ハンドグリップ

③両手で力こぶ

上半身が起こせるようになったら

④「勝者のポーズ」

ベッドから降りられるようになったら

⑤アイソメトリックスの勝者のポーズ

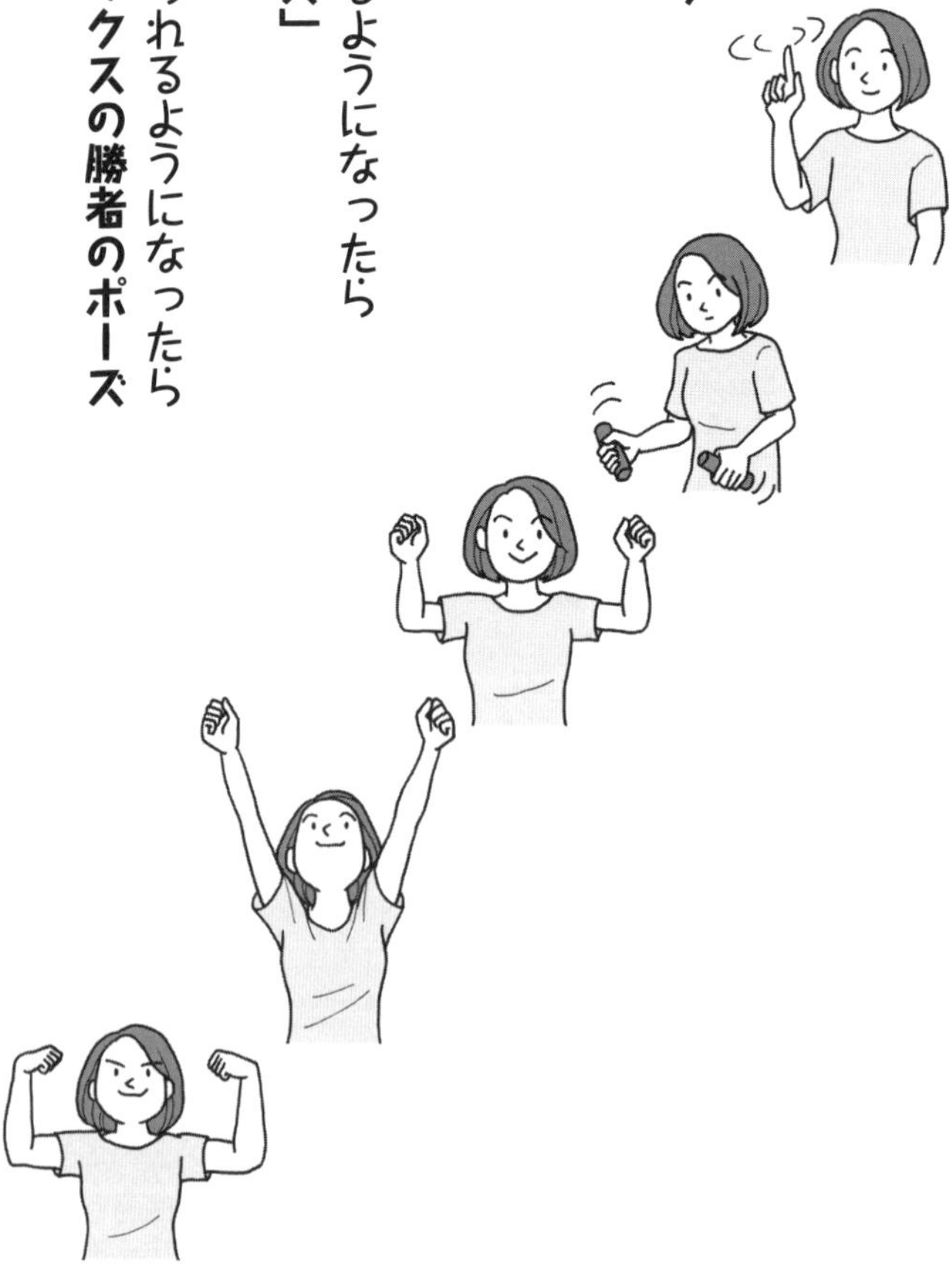

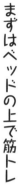

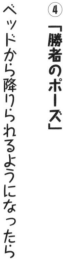

⑥スクワット

⑦ヨガ・ポーズ

⑧階段・坂などの高低差のある所を歩く
スローピング

⑨ジムトレ

⑩ボディビル

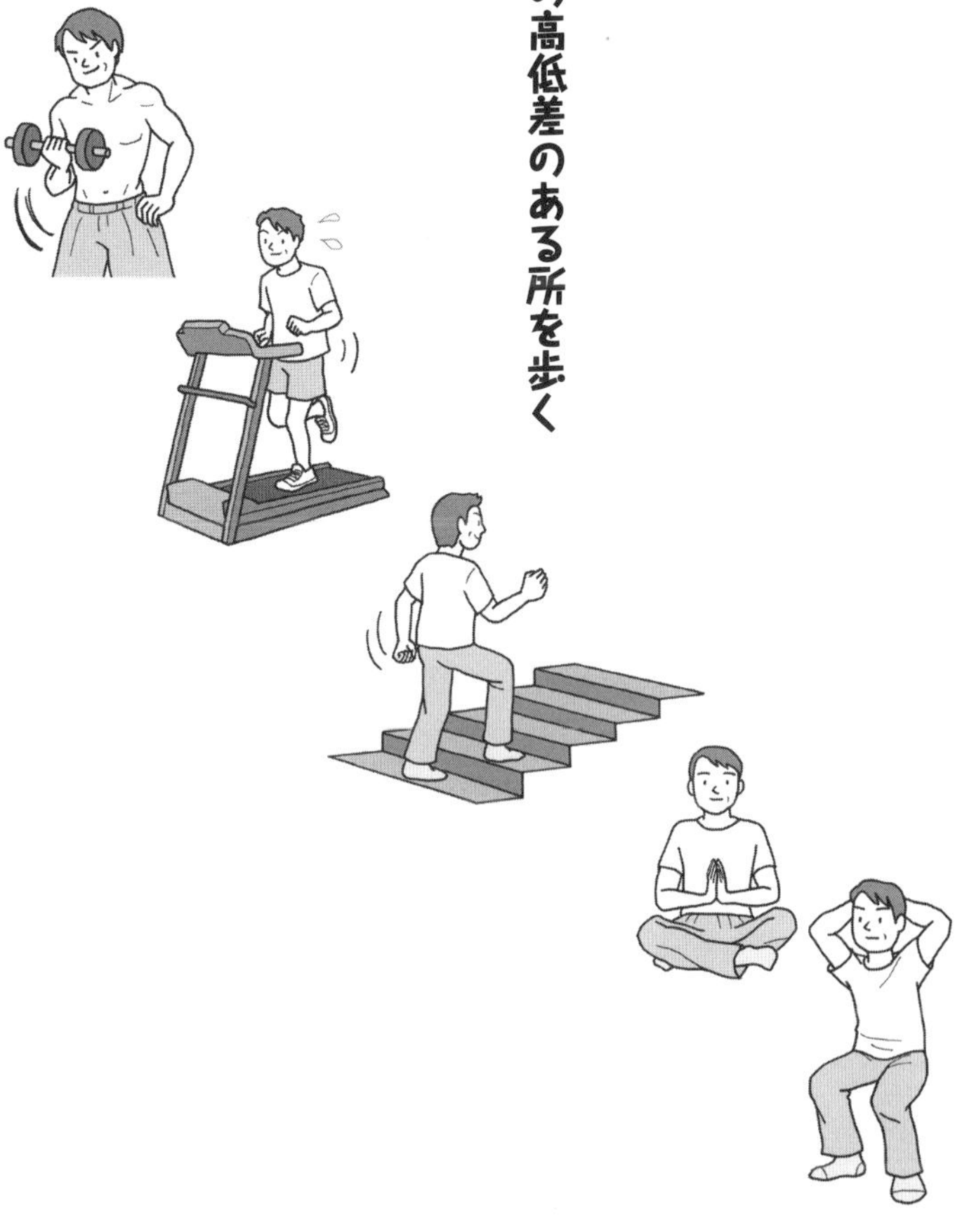

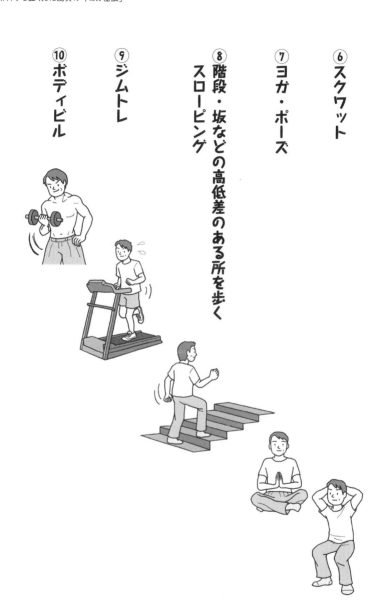

46

「長息」深い「丹田呼吸」で運命が変わる

ペンタゴン（米国防総省）も正式採用、ヨガ呼吸法

◉軍事・宇宙・心理の三分野で採用

ペンタゴンといえば、世界最強の軍隊、米軍の中枢機関です。そこで、約三二〇万人の兵士、職員の訓練に古代ヨガ呼吸法を正式採用しているのです。

さらに、NASA（米航空宇宙局）も、宇宙飛行士の訓練などに、やはり古代ヨガ呼吸法をカリキュラムに取り入れています。また、全米でミリオンセラーに迫る心理学の本があります。著者の心理学者は「個人がP・P（ピーク・パフォーマンス）を達成するベストの方法は、古代ヨガの呼吸法である」と断言しています。

なんと、アメリカの軍事・宇宙・心理の三大科学分野で、能力開発にヨガ呼吸法をもっとも評価し、実践しているのです。それも「一日五分間、呼吸に意識を集中してゆっくり吐くだけで、大きな効果がある」と断言しています。

これは、世界最先端の科学を誇る超大国アメリカが、現代医学や生理学に見切りをつけたことの証明でもあります。つまり、現代医学も生理学も、生命の本質をなんら明らかにしていない。それを軍事・宇宙・心理の科学者たちは認めた証しです。

◉「丹田」に意識集中して呼吸する

アメリカ政府が正式採用した古代ヨガ呼吸法とは、いったいどんなものでしょう。

ヨガは五〇〇〇年以上の歴史を持つ、人類最古の哲学であり、医学であり、科学です。ヨガとは古代サンスクリット語で「つなぐ」という意味です。それは「宇宙」（神）と「生命」（人間）をつなぐのです。つまり、人間も宇宙（神）の一部である——という究極の真理にも基づいています。

その呼吸法とは、一言でいえば「丹田呼吸」です。「丹田」とは「生命の座」と呼ばれ、生理・心理・体重の中心点です。それは、ヘソと肛門を結ぶ中間点にあります。

それは、肚とも呼ばれ、意識を集中して呼吸することを「丹田呼吸」といいます。すると生理的、心理的、物理的に安定して、あらゆる思考、動作が理想的になります。まさに、P・Pを達成できるのです。

●理想的な心身状態に到達する……

しかし、五〇〇〇年以上の歴史をもつ古代ヨガ呼吸法を、アメリカ軍の全兵士が日常、訓練している。その光景を思い浮かべるといささか愉快です。文明国家アメリカが、理想としてたどり着いたのが古代文明のヨガだったのです。

昔から、日本語では肚が据わる……といいます。これは、「丹田」に意識が集中できた状態です。ここに意識を集中して腹式呼吸することで、生理的、心理的、さらに物理的に安定してきます。つまり、もっとも理想的な心身の状態に到達するのです。

◉一生で食事量と呼吸数は決まっている

理想的な呼吸法をマスターする方法があります。それが「数息観」です。

これは、禅宗に伝わる訓練法です。端座して自分の呼吸数をゆっくり数えます。意識を「数息」に集中しているので精神集中も乱れません。わたしは四〇年ほど実践しています。今は、安静時の呼吸回数は一分間に一回です。

ヨガの教えでは「一生の間に食べる量、呼吸の回数は決まっている」といいます。だから、大飯食らいは、早く〝食いおさめ〟がきて、気忙しい人は、早く〝吸いおさめ〟がくるのです。

たとえばハツカネズミは、じつに気忙しく呼吸しています。そして、その名のとおり早く成長して、早く死んでしまいます。地上でもっとも寿命が長い動物はゾウガメです。なんと二〇〇〜三〇〇年は生きるそうです。その悠然とした動きとともに、呼吸回数が数分間に一回といわれます。つまり、長い息は、長生き……。古来からの――少食長寿、長息長命――の教えは正しかったのです。

筋トレとともに、深い呼吸法も、マスターしましょう。

47

「笑い」福を招き、百薬の長である

難病も癒し、遺伝子を変え、運命を変える

◉ガンと戦うNK細胞が六倍に！

「笑門来福」――「笑いは福を招く」とは、古来から言い伝えられてきました。それは、たんなる処世訓ではなく、医学的、生理学的にも正しかったのです。

わたしはかつて『笑いの免疫学』（花伝社）という本をまとめたことがあります。

そのとき、笑いの効用の奥深さにおどろきました。

笑いの医療のパイオニア、それはノーマン・カズンズです。彼は「治癒率五〇〇分の一」というみずからの難病を、病室に映写機を持ち込み、喜劇映画を見てゲラゲラ笑うことで完治させたのです。

笑いの医学的効用で目を見はるのは、ガンと戦うナチュラル・キラー細胞（NK細胞）を六倍も増やしたことです。一九名のガン患者を大阪、なんば花月につれていき喜劇を見せて大笑いさせた後、測定したらNK細胞が最大六倍に増えていたのです。

◉ストレス物質が笑いで激減

たとえば、喜劇映画を見せると、被験者の血中免疫グロブリン濃度は急増します。つまり、笑いは免疫力を向上させるのです。

逆にキラー・ストレスとして病気を引き起こすストレス物質コルチゾールは、笑いで急激に低下します。つまり、笑いはストレスを緩和することが、医学的に証明されたのです。

◉アトピーは笑うと九割治る

アトピーにも笑いは素晴らしい効果を発揮します。喜劇映画を見て笑っただけで、ダニ、スギなどのアレルゲンで起こる皮ふ障害が劇的に改善するのです。つまり、笑いにはアトピーを治す即効性があります。また、笑ったアトピー患者は九割治り、笑わない患者は一割しか治らない。アトピー治療は薬物より笑いのほうが、はるかに効能がある。

笑いには運動効果もあります。まず笑うと腹筋が動き、腹筋トレーニングと同じ効果が確認されています。血行促進し、老化、冷え性にも効果があります。三〇分間、お笑いビデオを見て笑うと腹筋運動一二回の運動量に相当します。心拍数、血圧も正常に治まります。笑いは最良の呼吸法です。大笑いすると通常呼吸の三〜四倍も酸素を取り込めます。脳血流への酸素取り込み量も増える。笑っただけで記憶力が二割アップした、という実験もあります。

◉二三個の遺伝子が変わった

難病の関節リウマチが笑いで治ったという研究報告もあります。高価なクスリより、落語を聞いたほうがリウマチが改善したのです。

糖尿病にも笑いは劇的に効きます。漫才を聞いて爆笑しただけで、食後の血糖値上昇を四割も抑制したのです。有毒なインスリンや血糖降下剤に頼るのもばかばかしい。

筑波大学の村上和雄博士は、世界で初めて「笑いで二三個の遺伝子が変化する」ことを証明しています。

◉笑う人は二倍生き、認知症は約四分の一

「笑わない人の死亡率は、笑う人の二倍」（山形大学医学部）。つまり、「笑う人は、笑わない人より二倍長生きする」。さらに「笑わない老人の認知症は、よく笑う老人の三・六倍も多い」（福島県立医科大学）
「笑う」「笑わない」で、これだけ寿命や認知症に、大差が出るのです。なら、笑わなければソンです。大いに笑いグセをつけましょう！
遺伝子は「命の設計図」です。それを、ポジティブな方向に変える。つまり、「笑い」は人生の運命を変え、開くキーにもなるのです。

48

「少食」ファスティングは万病を治す妙法

近未来、新医学の中心となる自然な療法

◉万病の最大原因は過食

「ファスティング（少食・断食）は、万病を治す妙法である」

これは、古代ヨガの根本奥義です。なぜ、少食や断食が病気を治すのでしょう。

東洋医学は、こう教えます。「万病は〝体毒〟より生じる」。では、〝体毒〟は、どうして体内にたまったのでしょう？ それは、代謝能力以上に食べたからです。つまり、万病の最大原因は、過食です。他方、西洋医学は、いまだに「病気の原因は、わからない」と首をひねっています。

現代医学は、西洋医学一辺倒です。そして、病気の原因はわからない、という。原因もわからない病気を、治せるはずがありません。

◉断食で排毒するから病気は治る

病因論は、東洋医学が正しい。〝体毒〟が原因なら、〝体毒〟を排泄すれば病気は治ります。かんたんすぎて、説明するほうもあっけない。

わたしの尊敬する沖先生（前出）は「生命はＩＮ・ＯＵＴだ！」と喝破しました。「入れたら出せ、出したら入れろ」。まさに、生命は流れなのです。過剰に体内にたまった毒素を出すには、ひとまず、ＩＮ（食事）をストップする必要があります。すると、体は〝体毒〟を速やかに体外に排泄できます。すると、後には自然がくれたピュアな肉体が残ります。これでは、もはや病気になりようがありません。

◉ガンと戦う最良の方法（『TIME』）

断食の排毒作用は、じつに感動的です。まず、体はもっとも不要なものから排毒します。そのさいたるものがガンです。ガンは体内にたまった毒素を、血液浄化のため一か所に集めたものです。ほっておけば、血液が汚れて腐敗する敗血症を起こします。すると、確実に数日で死にます。だから、ガンは患者の延命装置でもあるのです。

最近、『TIME』紙に「断食はガンと戦う最良の方法かもしれない」という一面記事が掲載されました。それは、まさにこのメカニズムを証明しているのです。

◉長寿遺伝子が証明した食の真理

「食べる工夫ではなく、食べない工夫をせよ！」

沖先生の教えです。さらに「腹が減るほど快調になるのが真の健康体だ」。また「腹八分で医者いらず」「腹六分で老を忘れる」「腹四分で仏に近付く」。この教訓は、すべて証明されています。米・コーネル大学、マッケイ教授は、マウスのカロリーを六〇％に制限すると寿命が二倍延びることを立証しました。一九九九年、マサチューセッツ工科大学、ガレンテ教授は実験動物のエサのカロリー制限をすると、長寿遺伝子が発動して、寿命が一・五〜二倍延びるメカニズムを発見、証明しています。飢餓、空腹で長寿遺伝子がオンになり、体細胞の遺伝子周囲にバリア（防御層）を形成して、遺伝子を傷つける活性酸素や紫外線（放射線）を防ぐのです。老化は体細胞の遺伝子の傷で起こります。断食・少食こそもっとも自然に則した食パターンであることが証明されたのです。それは一日三食、過食飽食で人類を〝餌付け〟してきた闇の勢力の陰謀破綻を意味します。

◉一五大メリットで豊かな人生を！

ファスティングには次の一五大メリットがあります。

①**若返る**（長寿遺伝子がオン）、②**万病が治る**（排毒効果）、③**体内浄化**（〝体毒〟排出）、④**免疫力アップ**（免疫細胞活性化）、⑤**頭が良くなる**（脳機能が冴える）、⑥**持病が消える**（治癒・排毒効果）、⑦**疲れない**（心身が軽くなる）、⑧**生き方が前向きに**（嫌なこと、嫌な人がなくなる）、⑨**仕事がはかどる**（頭が冴え、前向き）、⑩**睡眠が短くなる**（一日一食なら三時間！）、⑪**体が引き締まる**（理想体型に）、⑫**肌が若返る**（排毒効果が皮膚に出る）、⑬**ED・不妊が治る**（夫婦断食で生殖力アップ、子宝に恵まれる）、⑭**食費が三分の一に**（夫婦で年に七二万円貯まる！）、⑮**感性が豊かに**（芸術、創作など豊かな人生へ）。

49

「菜食」人類はもともと菜食動物である

歯並び、唾液のpH、腸の長さが証明

◉人間は歯並びから菜食動物である

「人類はもともと菜食動物である」。こう断言するのはアメリカの菜食運動のリーダー、H・ライマン氏。彼は『マッド・カウボーイ』（邦題『まだ、肉を食べているのですか』三交社　拙訳）の著者。かつてはモンタナ州第二の大牧場の経営者だった。それが一転して、ベジタリアンに！　その人生の軌跡を綴ったのが本書です。

そのライマン氏が本書で、人類は菜食動物と力説する根拠は、三つあります。

第一の理由は、歯並び。人類の歯の比率は、臼歯：門歯：犬歯は五：二：一。つまり理想的食物の比率は、穀物五：野菜・果物二：動物一という比率になる。

ところが、ライマン氏は、「それも今やまちがい」という。つまり「犬歯は、もはや名残であって、肉食にはまったく適さない」と断言する。「本物の犬歯を知りたかったら、お宅で飼っている犬やネコの口をのぞけばよい」。

だから「人間は、まったく動物食には適さない」（ライマン氏）。

◉唾液のｐＨ、腸の長さも決定的

第二の理由は、唾液のｐＨです。

「ライオンなど肉食獣の唾液のｐＨは酸性である。これは、肉を消化するためだ。これにたいして、人間の唾液はアルカリ性だ。それは、穀物を消化するからなのだ」

だから、人間が肉食ではなく、穀物食で生きるべきなのはとうぜんである。

第三の理由は、腸の長さです。

「肉食動物とくらべて、人間の腸の長さは約四倍も長い。これは、穀物を消化吸収するためである。逆に肉食動物と同じように肉を食べると腸が長いため、肉は腸の中で悪玉菌のエサになり、腐敗してアミンなど有害な発ガン物質を発生させる」（ライマン氏）

●心臓病死は肉食者の八分の一

以上のライマン氏の主張にたいして、肉食主義者からの反論はゼロです。

ライマン氏は、さらに決定的に肉食を批判する。

「肉食は、人類を殺してきた。その殺しっぷりは、タバコの比ではない」

つまり、人類を数多く殺してきた。世界的に批判を浴びているタバコより、さらに多くの人類を殺してきた、と彼は断言する。

それは、じつに科学的、疫学的な根拠に基づいている。

アメリカのカリフォルニア州に、セブンスデー・アドベンチスト（SDA）と呼ばれるキリスト教の宗派があります。その教義は菜食（ベジタリズム）をすすめています。

アメリカ疫学界の権威、フィリップス博士らは、SDA信者約二万五〇〇〇人と、同数のふつうのアメリカ国民を抽出して、その食生活と健康状態を比較した。

その結果、完全ベジタリアンのSDA信者の心臓病死亡率は、他のアメリカ人の八分の一だった。菜食が心臓病死を八分の一に減らすことが証明されたのです。

◉糖尿病死四分の一、大腸ガン死五分の一

同様に糖尿病死は約四分の一、大腸ガン死も四分の一でした。日系移民の大腸ガンを調べた他の研究でも、日系三世の大腸ガン死は故国の日本人の五倍に急増していました。

アメリカ型の肉食が原因であることはいうまでもありません。一九六一年の医学雑誌には、すでに菜食者の心筋梗塞はアメリカ平均にくらべて九七%も少ない、という記事が出ています。ちなみに、アメリカ男性の心臓マヒによる死亡率は、中国男性のなんと一七倍。同じ調査では、アメリカ女性の乳ガン死は中国女性の五倍です。これらの原因は、肉食を中心とした欧米型食生活にあることは、いうまでもない。また粉ミルク栄養で育った子どもの1型糖尿病は一三・一倍です。スウェーデンで二〇年をかけた研究報告では、牛乳を多く飲む人の死亡率は、少なく飲む人の二倍……。これらの事実を日本の新聞、テレビはいっさい報道できません。国民は、そんな〝洗脳〟マスコミを信じているのです。

50

医学は崩壊し、栄養学は破綻した

近代を支配した〝闇の勢力〟が滅びていく

◉血液利権はロスチャイルド支配

あなたは本書で、ペンタゴンがアメリカ軍兵士の訓練に古代ヨガ呼吸法を取り入れていることにおどろいたはずです。NASAも、アメリカ心理学界も、ヨガ呼吸法を脳力開発のベストの方法と認めています。現代生理学や医学は、どこにいったのでしょう?

ペンタゴンは約一〇年間、六〇〇億円もの巨費を投じて、「無輸血」治療を確立しています。アメリカ軍関係者は、まったく輸血なしの治療を受けているのです(『血液の闇』三五館　共著)。輸血すら有害無益な医療行為だったのです。それは急性免疫不全ショック(GVHD)で急死する場合すらある極めて危険な療法です。血液製剤もまったく同じ。しかし、今も街角で「献血を呼び掛ける」キャンペーンが繰り返されています。これら血液利権を確立したのはロスチャイルド財閥です。〝かれら〟は、世界の血液利権を掌握し、それを全世界の王室に特権として与えたのです。その利権を独占しているのが赤十字社です。その正体はまさに吸血鬼ドラキュラ・ビジネスです。

◉一%が地球をハイジャック

さらに一九世紀から世界の医療利権を握ってきたのがロックフェラー財閥です。食事療法などの伝統療法を〝迷信〟と切り捨て、徹底的に弾圧、排斥し、他方で莫大な医療利権を独占してきました。ロスチャイルドとロックフェラーは、世界を闇から支配する国際秘密結社フリーメイソンの二大巨頭です。ロスチャイルド財閥は世界の富の八割を所有し、ロックフェラーは一割を自在にするという。これは、もはや陰謀論でもなんでもない。人類の一％が所有する富が残り九九％より多いことが判明しています。

つまり地球は、この一％の超富裕層にハイジャックされたのです。さらに、一％を支配するのがフリーメイソン中枢組織イルミナティです。〝かれら〟こそが地球の真の支配者です。医療、食品、農業、金融、エネルギー、軍事、通信、メディア……ありとあらゆる産業は、すでに〝かれら〟の支配下にあります。その絶大な影響の下には、いかなる国家もおよびません。

◉医学も栄養学も〝かれら〟が支配

近代以降、医学も栄養学も〝かれら〟によって支配され、歪められてきたのです。近代医学の父ウイルヒョウも、栄養学の父フォイトも〝かれら〟の忠実な僕です。現代医療は〝かれら〟闇の支配者にとって、世界中からカネを吸い上げる吸引装置にすぎません。あなたは、抗ガン剤の薬価が一グラム、三億三一七〇万円もすることを知ってましたか？（薬品名ペグイントロン）ガンを治せないどころか超猛毒で、原液を打ったら即死する。ガン治療の正体は、患者虐殺なのです。

現在、日本の医療費は約五〇兆円。世界の医療利権は一〇〇〇兆円と推計されます。これらの莫大な利権を握っているのが、これら双頭の悪魔です。

◉ロックフェラー一族はクスリを飲まない

ロックフェラー一族などは、絶対にクスリを飲まない。莫大な製薬利権で巨万の富を築いた一族は、自らはクスリを飲まない。それは、人類という家畜の屠殺用だからです。〝かれら〟は現代医学の医者にも絶対にかからない。〝かれら〟が信頼するのは自然なホメオパシー医療の医師（ホメオパス）のみ。世界の病院に勤務する医師らは、人類という家畜の〝屠殺係〟なのです。しかし、人類もしだいにみずからが騙され、殺される家畜レベルの扱いであることに気づき始めています。一度、気づいたらもう二度と騙されない。とっくに現代医学は崩壊し、栄養学は破綻しています。本書は高齢者が、なぜ背がちぢみ、腰がまがるかという謎から現代医学にアプローチしています。その背景の地球を支配してきた〝闇の勢力〟が、ゆっくりと滅び始めたのです。

あとがき

いつでも、どこでも、だれでも
カネもかからず、時間もかけず、ヤング・ボディに！

◉五〇、六〇代でおどろくほど老ける人

六〇才をすぎると、見た目も、姿勢も大差がついてきます。

その差は、すでに五〇代から現れてきます。

わたしは、今、六九才です。まわりを見ると、おどろくほど老けた同年輩が多いのです。

わたしより、はるかに若かった後輩が、久しぶりに会うと別人か!?と思うほど老け込んでいます。

少年、老いやすく……という中国の諺を思い出します。

なるほど、老いはだれにも、避けられないものです。しかし、それを遅らせ、若々しさを保つことは可能なのです。

◉五つの生きる智慧を知らない悲劇

老け込んだ友人に共通するのは、いったいなんでしょう？

それは〝知識〟不足です。それは、生きる〝智慧〟と言い換えてもいいでしょう。

第八章に、もう一度、目を通してください。

「筋トレ」「長息」「笑い」「少食」「菜食」――たった五つの〝智慧〟です。どれも、単純、シンプルです。しかし、どれも健康と長寿に関わります。

本書の目的は、まず「ちぢまない」「まがらない」体を作ることです。

一読して、それを防ぐのは「日々の筋トレだ」と、納得されたことでしょう。

しかし、日本中に、背がちぢみ、腰がまがってしまったお年寄りが溢れています。彼ら、彼女らには、残念ながら「筋トレ」の知識、つまり〝智慧〟がなかったのです。

いっぽうは、背筋が伸び、引き締まった老後……、他方は、背がちぢみ、腰がまがった老後……、「知る」「知らない」でこんなに大差がついてしまうのです。

◉いつでも、どこでも静的筋トレ

本書を手にとられたあなたは、むろん前者です。もう、背がちぢんだり、腰がまがったりする老後とは無縁でしょう。背筋が伸び、引き締まったヤング・ボディをキープできることを保証します。

ヒザの痛み、腰の痛み、さらに、肩こり、関節痛などに悩まされることもないはずです。

年齢を感じさせない若々しい肉体は、異性にとっても魅力的です。年を重ねてもセクシーで、もてる。そんなシニア・ライフも、今、この瞬間からの筋トレで始まります。

まずは、両手の力こぶから始めましょう。筋肉の盛り上がりは、あなたの生命力の現れです。自分で、かんたんなメニューを決めて、楽しみながらやりましょう。

わたしのすすめる筋トレ、アイソメトリックス（静的筋トレ）は、いつでも、どこでも、だれでも、できます。あまりに、かんたんすぎて、おかしくなるでしょう。

◉〝五つの智慧〟のテキストを

ただ、お願いがあります。「筋トレ」だけで若々しい老後が送れるわけではありません。「長息」「笑い」「少食」「菜食」も――いつでも、どこでも、実践することです。

五つの智慧が合わさって、まわりの人が驚くほどの若さを、実現できるのです。

各々のノウハウについて、わたしは、それぞれ著書をまとめています。

ネットなどで検索して、入手してください。

それらを〝五つの智慧〟のテキストとしていただければ、幸いです。

最後に大切なのは、あなた自身の〝心〟です。

「ああ……今日も若いゾ!」と笑顔が浮かぶあなたは、永遠に「若い」のです。

台風一過の晴天、名栗川の瀬音を聞きながら……

本書は『年をとってもちぢまない　まがらない』（２０１６年小社刊）を加筆・修正したものです。

普及版

年《とし》をとっても ちぢまない まがらない

2020年3月15日　初版第1刷発行

著　者　**船瀬俊介**《ふなせしゅんすけ》

発行者　**笹田大治**

発行所　**株式会社興陽館**
〒113-0024
東京都文京区西片1-17-8 KSビル
TEL　03-5840-7820
FAX　03-5840-7954
URL　http://www.koyokan.co.jp

カバー・本文イラスト……**石玉サコ**
ブックデザイン……**ソウルデザイン**
校正……**結城靖博**
編集補助……**島袋多香子**
編集人……**本田道生**

印　刷　恵友印刷株式会社
ＤＴＰ　有限会社天龍社
製　本　ナショナル製本協同組合

ISBN9784-87723-254-2 C0095

40、50もいますぐやれよ、
マッチョBODYがまってるぜ！

60（カンレキ）すぎたら
本気で筋トレ！

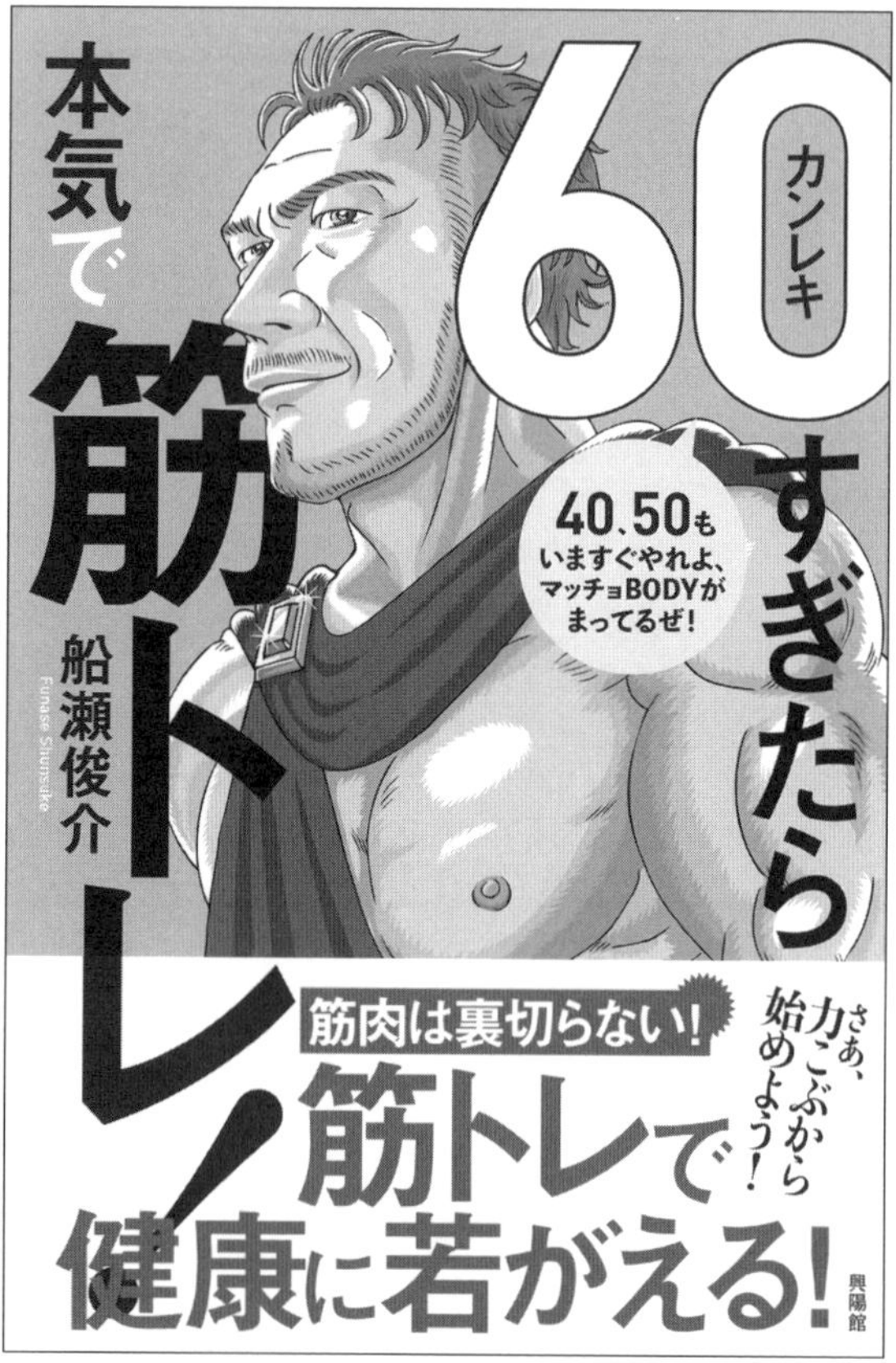

船瀬俊介

本体 1,300円+税
ISBN978-4-87723-230-6 C0095

さあ、今日から力コブから始めよう。
逆三角形の筋肉マン著者による「若々しく健康である」筋トレのすすめ。

高齢化！
こうしてあなたは“殺される”。

老人病棟

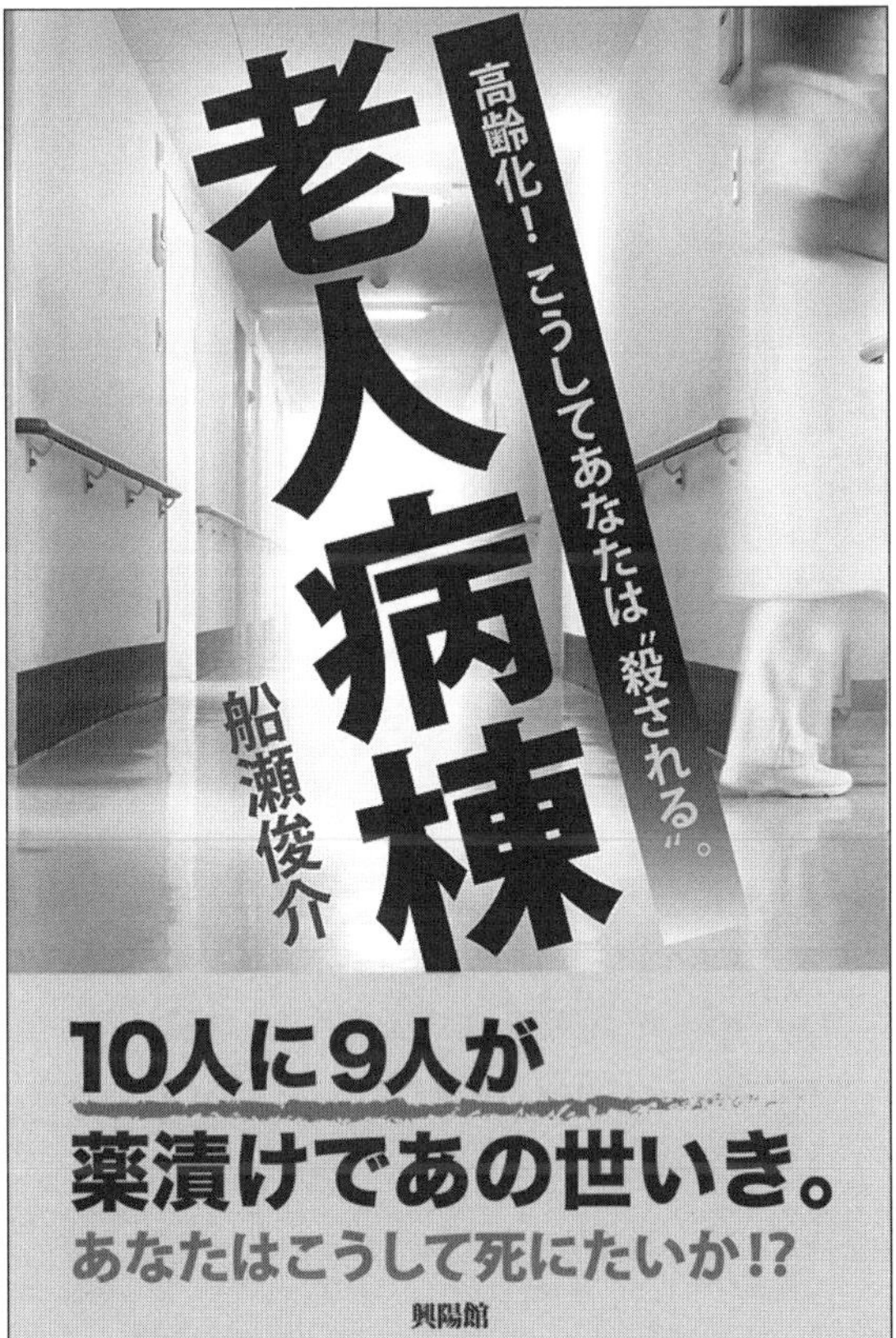

船瀬俊介

本体 1,400円+税
ISBN978-4-87723-199-6 C0095

—10人に9人は病院のベッドで、あの世いき —

“高齢化社会の闇”の全貌を、反骨のジャーナリスト、船瀬俊介が徹底的にあばいた必読の書。

心と体に「健康」をとりかえす
82の方法

まちがいだらけの
老人介護

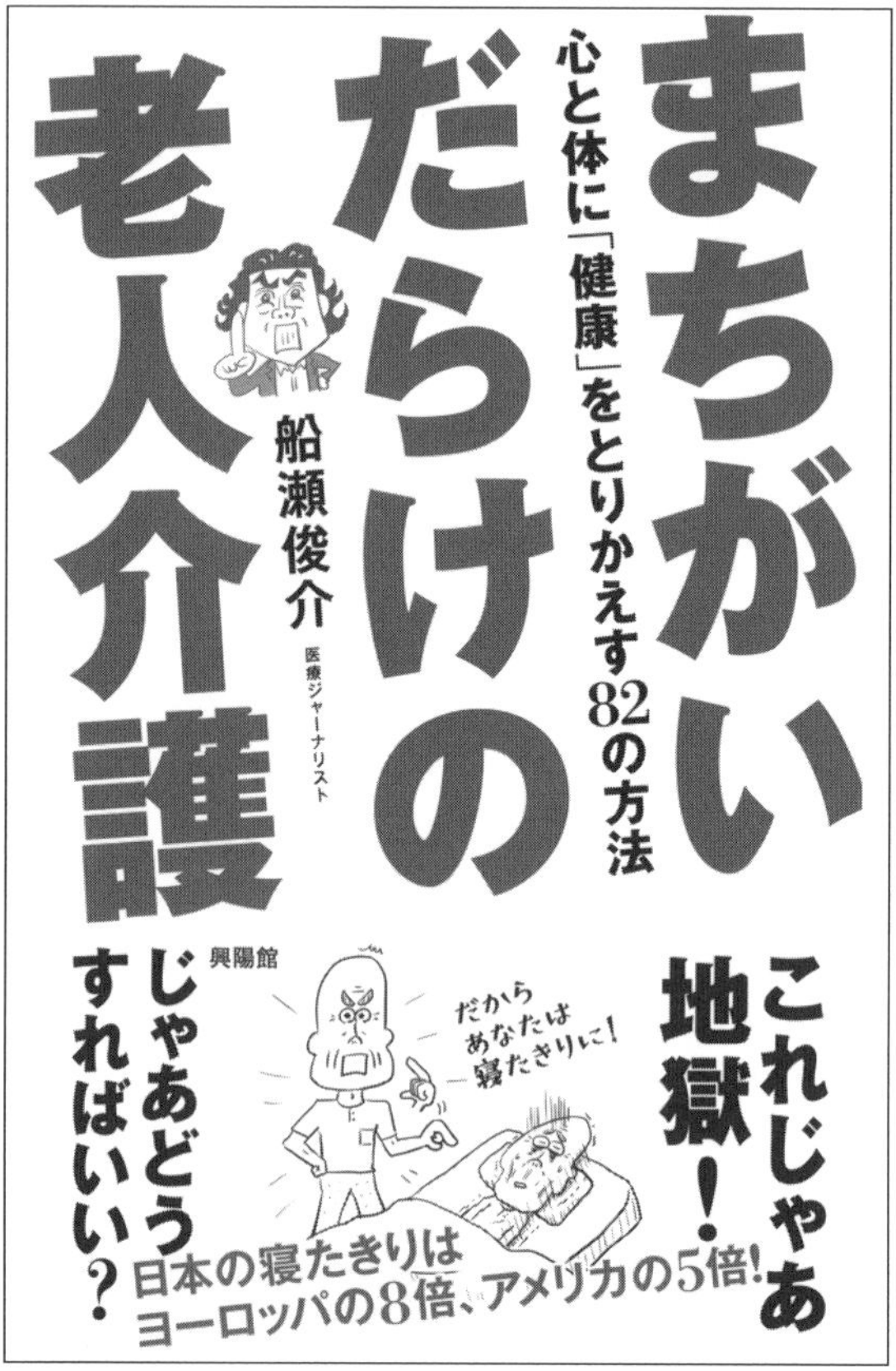

船瀬俊介

本体 1,400円+税

ISBN978-4-87723-216-0 C0095

なぜ、日本の寝たきり老人はヨーロッパの８倍、アメリカの５倍もいるのか？おかしな日本の介護を一刀両断!! 800万団塊世代よ目をさませ！「少食」「菜食」「筋トレ」「長息」「笑い」を現場に！

簡単に、楽しく、
「見る」力がつきます！

眼科医が選んだ
目がよくなる写真30

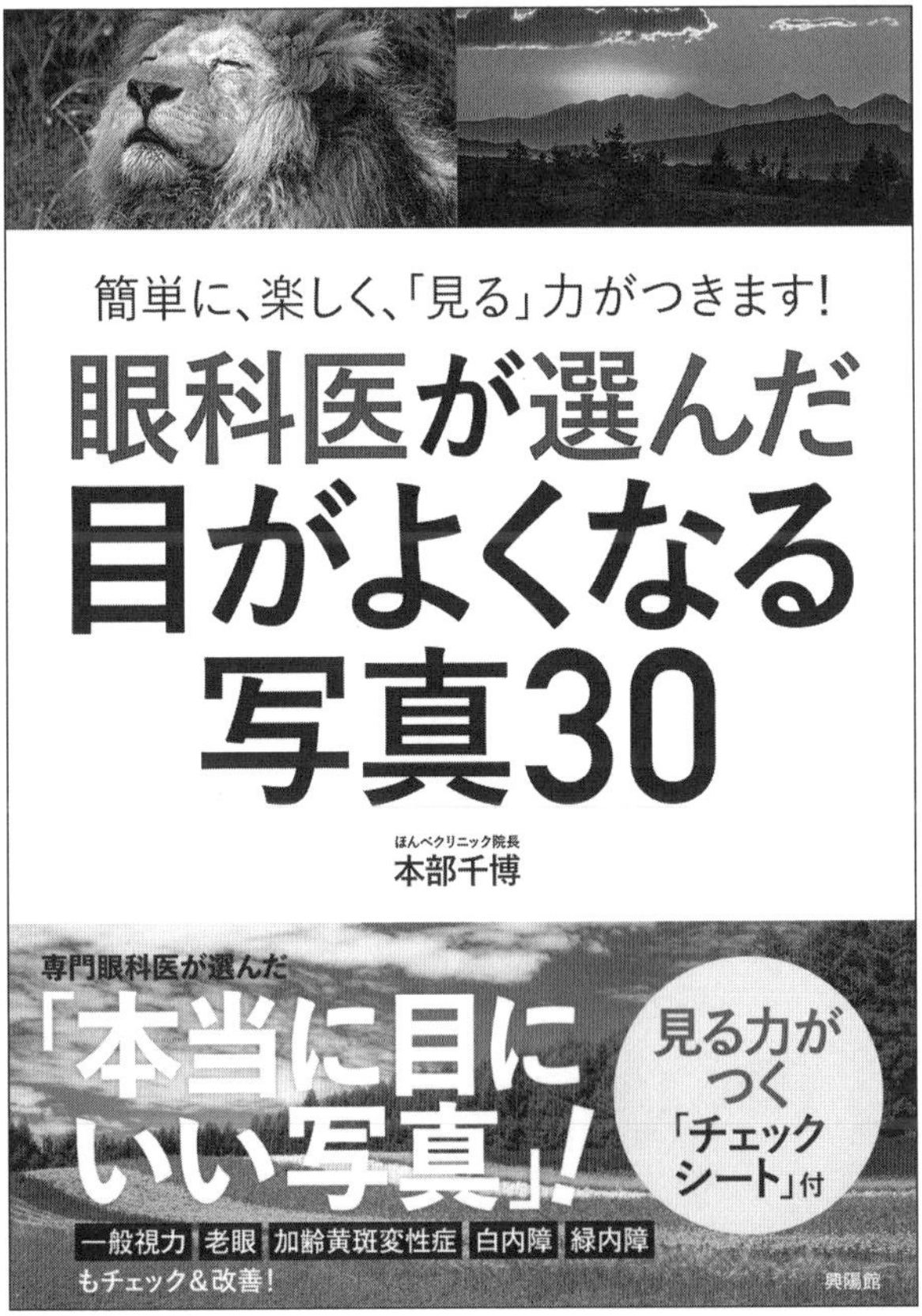

本部千博

本体 1,200円+税

ISBN978-4-87723-247-4 C0077

トレーニングは１回１分、セルフチェックは１回たった 30 秒！
場所を選ばずに手軽にできるので、歯磨きや洗顔のように習慣化できる
革新的な１冊です！